SASCHA BARBOZA

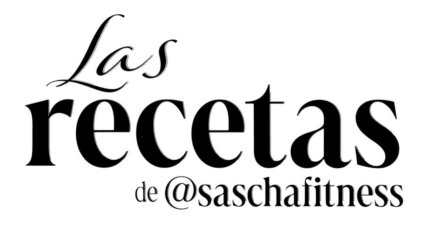

Las
recetas
de @saschafitness

Obra editada en colaboración con Editorial Planeta – Colombia

© Sascha Barboza, 2023

Coordinación editorial: Mónica Laverde
Revisión de recetas: María del Pilar Palacio
Producción de fotografía y *foodstyling*: Mariana Páez y Sebastián Puerto (Estudio Duo)
Fotografía de alimentos: Jorge H. González
Retratos interiores y fotografía de portada: Pablo Costanzo
Diseño: Daniela Nieves

© 2023, Editorial Planeta Colombiana S. A. – Bogotá, Colombia

Derechos reservados

© 2024, Editorial Planeta Mexicana, S.A. de C.V.
Bajo el sello editorial PLANETA M.R.
Avenida Presidente Masarik núm. 111,
Piso 2, Polanco V Sección, Miguel Hidalgo
C.P. 11560, Ciudad de México
www.planetadelibros.com.mx

Primera edición impresa en Colombia: octubre de 2023
ISBN: 978-628-7665-20-0

Primera edición en formato epub en México: febrero de 2024
ISBN: 978-607-39-1048-4

Primera edición impresa en México: febrero de 2024
Primerareimpresión en México: abril de 2024
ISBN: 978-607-39-1026-2

Impreso en los talleres de Impregráfica Digital, S.A. de C.V.
Av. Coyoacán 100-D, Valle Norte, Benito Juárez
Ciudad de México, C.P. 03103
Impreso en México – *Printed in Mexico*

SASCHA BARBOZA

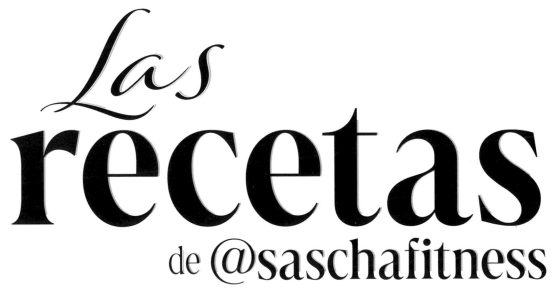

Las recetas
de @saschafitness

 Planeta

Índice

CAPÍTULO 8

115 Ensaladas

CAPÍTULO 9

135 Postres

CAPÍTULO 10

173 Bebidas

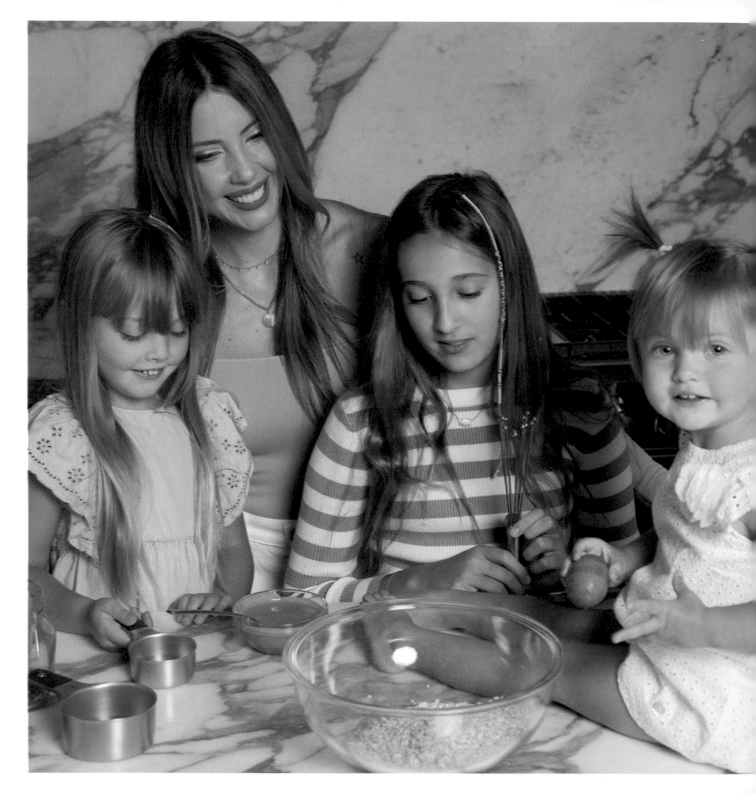

Agradecimientos

Han pasado diez años desde que escribí la primera edición de este libro, diez años en los que mi vida ha cambiado muchísimo: me mudé fuera de mi país, formé una empresa y saqué una línea de suplementos; tuve dos hijas más, Luna y Sienna, quienes, junto con Avril, han llenado mi vida de magia y momentos maravillosos, ¡son mi razón de existir! Estoy muy agradecida por todo el apoyo que me han brindado a lo largo de estos años, este libro es un éxito gracias a ustedes, y me alegra muchísimo poder hacer esta reedición, que conserva la esencia original del libro, pero contiene nuevas recetas e ideas. El mundo del *fitness* ha cambiado muchísimo en esta década y yo también me he vuelto más flexible, he aprendido a tener otra perspectiva; creo que es importante evolucionar y adaptarse a los nuevos tiempos. Gracias por acompañarme en este camino, gracias por crecer conmigo, por enseñarme tanto y por todo el cariño que siempre me han brindado, gracias por creer en mí y ser mis grandes cómplices. ¡Eternamente gracias!

Este es un libro hecho con amor, cariño y dedicación; un libro familiar que comenzó como un sueño y se hizo realidad gracias a la ayuda de protagonistas muy especiales. En primer lugar, quiero agradecer a Dios, porque sin Él, nada de esto hubiera sido posible. Él me dio las fuerzas cuando el cansancio podía más que yo, me dio la fe para seguir creyendo en esta empresa y me rodeó de gente única que a diario me colma de bendiciones. Agradezco también a mi esposo, por creer en mí, impulsarme, apoyarme cada día y motivarme a ser una mejor persona; a mis hijas Avril, Luna y Sienna, mi motor principal, mi inspiración, las personas cuya opinión importa más para mí; a mi mamá, mi principal modelo desde niña y quien sembró en mí el amor por la comida saludable; a mi papá, mi gota de agua, mi modelo en carácter y el hombre de mi vida, quien me inculcó la ética y la responsabilidad; a un equipo talentoso de mujeres: mi cuñada Tati (Daniela Ordóñez), una loquita que adoro y fue mi mano derecha en el proceso de hacer la primera edición de este libro; mi querida suegra, quien estuvo conmigo en esos días caóticos de producción, cocinando, ayudando y asistiendo en lo que fuera necesario; mis tías y abuelas, quienes no se separaron de mi lado y me ayudaron a hacer menos estresantes esos días de trabajo. Mi agradecimiento muy especial a Ana María Simón, una pieza fundamental en este rompecabezas, la amiga que me dio la llave para entrar.

Gracias también a Mariana Marczuk, a Mónica Laverde y a Lourdes Morales, por permitirme materializar este sueño.

Me siento muy satisfecha de haber elaborado este libro para ustedes, mis queridos lectores, y me hace feliz imaginar que mis hijas lo verán en un futuro y se sentirán orgullosas de mí.

Introducción

«Somos lo que comemos», así comencé la primera edición de este libro, hace ya diez años. En un sentido literal, sí, todo lo que comemos tiene un impacto en nuestro cuerpo; sin embargo, lo que comemos no nos define. En estos diez años, el *fitness* ha crecido muchísimo, se han radicalizado distintas tendencias, y mucha gente vincula su identidad a un estilo de alimentación. Hay mucho fanatismo, y es común señalar al que piensa diferente y asumir que está totalmente equivocado. Pero la realidad es que lo que nos funciona y nos gusta a nosotros, puede que no le funcione o no le guste a otra persona, y de eso se trata este estilo de vida: de vivir de forma saludable y equilibrada, pero a nuestro modo, con flexibilidad, sin extremos. Debemos entender que las cosas no son blancas o negras y que no hay verdades absolutas.

¿Qué es fundamental en este estilo de vida? Alimentarnos de forma saludable y mantenernos activos. Pero ¿qué es comer saludable? La respuesta a este interrogante puede ser diferente para cada persona. En mi opinión, comer saludable es llevar una dieta en la que entre el 80 y el 90 % de las cosas que comemos sean preparadas por nosotros, naturales, y en el otro 20 % tener flexibilidad, ¡porque el cuerpo también se sabe defender! Pero no es suficiente solo con comer natural, debemos alimentarnos de forma nutritiva y eficiente, incluyendo proteína en cada comida, suficiente fibra; estar pendientes de ingerir una cantidad adecuada de micronutrientes (vitaminas, minerales, antioxidantes), de consumir carbohidratos complejos y suficiente agua. Además de la dieta, hay que cuidar lo que pensamos, lo que nos decimos a nosotros mismos, tenemos que aprender a no ser tan críticos, a tener expectativas reales, a no compararnos con los demás cuerpos, porque, si bien cuidarnos nos ayuda a estar más saludables, a tener más seguridad y autoestima, es mucho más importante la relación que tenemos con nosotros mismos y con los demás. Más importante que estar en forma está ser una persona agradable, simpática, empática. ¡Hay una línea delgada entre cuidarse y obsesionarse, mucho cuidado con eso! Come sano y haz ejercicio, pero también deja un espacio para el desorden: sé flexible, disfruta los viajes, una cena, una fiesta; no dejes de vivir y de disfrutar momentos importantes en tu vida solo porque sientes que «ese momento» no va de la mano con el estilo «*fitness*». Créeme: el verdadero *fitness* deja un espacio para esa flexibilidad.

Cuando era más joven, era más estricta, más autocrítica; con el tiempo, aprendí mucha teoría, pero más importante aún, aprendí a quererme más, a aceptarme más y fui testigo de lo increíble que es nuestro cuerpo: tuve tres hijas por parto natural, ¡eso enseña bastante! Aprendí a tratarlo con más compasión, aprendí a entender que mi personalidad brilla más que mi físico, y eso me ayudó a relajarme. Por eso, hoy sigo viviendo un estilo de vida *fitness*, pero con otra visión. Me siento mejor físicamente que antes y creo que es porque aprendí a disfrutar mucho más y a dejar un espacio más grande para la flexibilidad.

Siempre existirá alguien más bonito, más *fit*, ¡más todo! Tenemos que aprender a no compararnos y a aceptar que estamos perdiendo el tiempo buscando una perfección que no existe. Tratemos de seguir un estilo de vida saludable, entendiendo que lo más importante es buscar ser una mejor versión de nosotros por dentro y por fuera, sin extremos, sin carreras, sin privarnos de disfrutar. Sí, es importante ser estratégicos e inteligentes a la hora de comer, porque nuestro cuerpo es nuestro hogar, es como ponerle a un carro gasolina de mala calidad todo el tiempo: puedes hacerlo una que otra vez, pero si no quieres que ese carro se dañe, es importante que la mayoría de las veces le pongas gasolina prémium. Y también es importante sacar a pasear el carro constantemente, prenderlo para que no se le dañe la batería, moverlo para que no se oxide; así también funciona nuestro cuerpo, está diseñado para alimentarse bien, para moverse y para recibir estímulos externos constantemente.

Con respecto al ejercicio, quiero aprovechar para hacer énfasis en lo importante que es perder el miedo a las pesas, pues ayudan mucho no solo para vernos de determinada manera, sino para cuidar nuestra salud en general, tener una mejor sensibilidad a la insulina, proteger nuestros huesos y contar con un metabolismo más eficiente, entre otras cosas. El ejercicio te da vida; te puede sumar años. Tanto las pesas como el cardiovascular te mantienen joven, en forma, lleno de energía y buen humor.

Mi mayor intención con este libro es demostrarte que sí es posible comer saludable y delicioso. No te diré qué hacer, sino por qué hacerlo. La información es poder, y estamos ante un momento de interés creciente por volver a lo natural, saber de nutrición y entrenar nuestro cuerpo. El *fitness* no es el estereotipo del hombre fisicoculturista, va más allá de un salón de aparatos en un gimnasio y se adapta a la personalidad de cualquiera. Hay muchas formas de mantenerte activo y de comer saludable. Así como habrá unos días en los que todo se haga más difícil, habrá otros en los que tu cuerpo te sorprenderá con buenos resultados. Lo importante es tener un cuerpo saludable, que potencie tu calidad de vida, y ¡la buena alimentación es la vía para lograrlo!

Con este compendio de recetas deliciosas y sanas, que incluye desde una rica ensalada hasta un pastel de *brownie light*, tu camino hacia el *fitness* se hará más sencillo. Las reuní y edité para ti, a partir del contenido que deposito en mis perfiles de Instagram y X (antes Twitter) a diario. Ahora es un libro que puedes dejar abierto en la cocina para consultar en cada una de tus preparaciones. Con cada bocado, comprenderás que comer sano también puede ser delicioso.

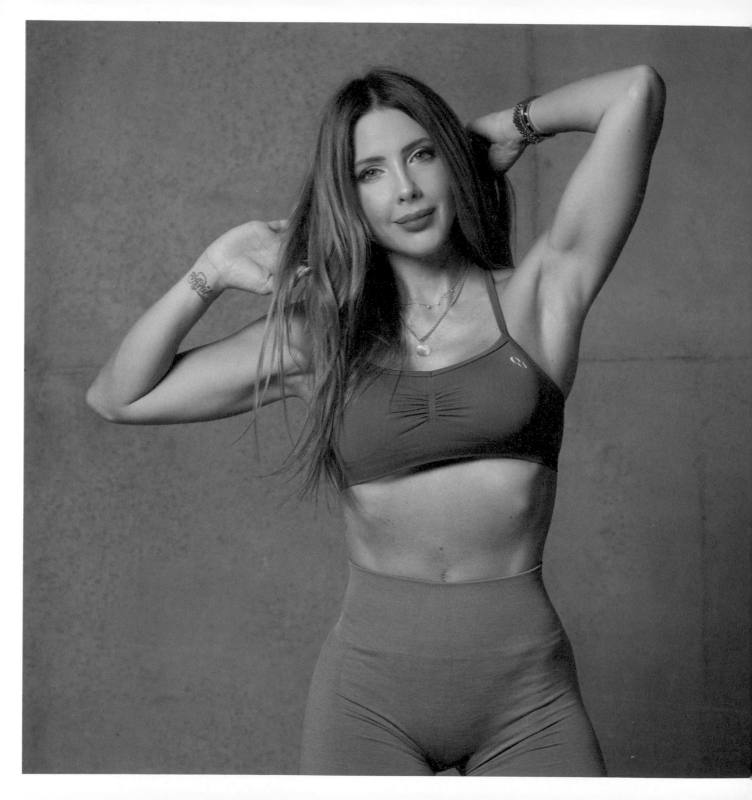

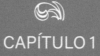

CAPÍTULO 1

Lo primero que debes conocer de tu cuerpo

Todos podemos aumentar nuestro potencial para quemar grasa y aumentar masa muscular. Pero no todos los cuerpos son iguales, y se deben emplear estrategias y técnicas distintas según el tipo de cuerpo que tengamos. Hay principalmente tres biotipos, puedes encajar en uno de estos o en una combinación de dos.

Los biotipos

Cada cuerpo es un mundo, y por eso es necesario informarnos para luego adaptar el entrenamiento y la alimentación según nuestros requerimientos particulares. Existen tres clases de biotipo:

Ectomorfo: Es la persona delgada, con muy poca grasa corporal y poca masa muscular. Tiene un metabolismo muy rápido y le cuesta aumentar de peso. Sus músculos son largos y delgados. Su dieta debe ser alta en carbohidratos.

Mesomorfo: Reúne las mejores condiciones para aumentar masa muscular. Su caja torácica es amplia y con forma de «V». Está genéticamente dotado para el fisicoculturismo. Por lo general es atlético y tiene un metabolismo regular.

Endomorfo: Aumenta de peso fácilmente, no solo en masa, sino también en grasa. Tiene un metabolismo más lento y por esto debe moderar los carbohidratos y consumirlos solo en la mañana o antes de entrenar.

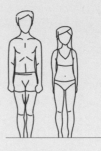

Ectomorfo

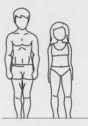

Mesomorfo

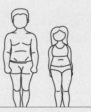

Endomorfo

El metabolismo

Cuando hablamos de metabolismo nos referimos a una serie de reacciones químicas que ocurren en las células del organismo. De modo sencillo: es la cantidad de energía; es decir, calorías, que tu cuerpo quema para mantener las funciones vitales. Las calorías no solo se queman en actividades como caminar o entrenar, también en otras básicas que nos mantienen vivos, como la digestión, pensar y dormir.

No todos tenemos el mismo metabolismo. Hay quienes nacen con uno más rápido, pero estas personas suelen ser la excepción. Si tienes mayor cantidad de masa muscular, quemarás más calorías al día porque tu cuerpo deberá generar un gasto energético importante para mantenerla, lo que se traduce en un metabolismo acelerado. Si, en cambio, tienes mayor índice de grasa que de masa muscular, es posible que tu metabolismo sea lento, pues tu cuerpo no gasta mucha energía en mantener grasa.

Dos personas pueden pesar lo mismo, pero si una tiene más peso en músculo, tendrá un metabolismo más rápido que aquella que tiene un índice más alto de grasa.

Acelera tu metabolismo

Tu metabolismo puede mejorar o empeorar, dependiendo de ciertos aspectos. Por ejemplo, puede volverse más lento si pierdes masa muscular, si constantemente haces dietas rígidas y estrictas, si no duermes lo suficiente o si tienes un problema hormonal; en cambio, puede acelerarse implementando algunas estrategias que quiero compartirte a continuación.

Haz ejercicio: Mantenerte físicamente activo, con ejercicios cardiovasculares y de fuerza, puede incrementar tu tasa metabólica. Como ya lo mencioné, los músculos queman más calorías en reposo que el tejido graso, por eso, te recomiendo realizar ejercicios de resistencia, como levantamiento de pesas, para aumentar tu masa muscular.

Hidrátate constantemente: El agua cumple un papel clave en los procesos metabólicos, por eso es importante mantenerte hidratado a lo largo del día. Hay quienes recomiendan beberla fría, porque el cuerpo gasta un poquito más de energía en llevarla a la temperatura corporal, aunque la evidencia en este caso no es concluyente.

Duerme bien: La privación del sueño se ha relacionado con un metabolismo más lento. Trata de tener entre 7 y 9 horas de sueño de calidad cada noche.

Consume suficiente proteína: Nuestro cuerpo gasta más energía al digerir y asimilar las proteínas que los carbohidratos o las grasas. Además, este macronutriente ayuda a preservar la masa muscular magra, lo cual es importante para un metabolismo más rápido. Se considera que un 30 % de las calorías de la proteína se gastan en la digestión.

Incluye entrenamiento en intervalos de alta intensidad (HIIT): Los entrenamientos HIIT consisten en ráfagas cortas de ejercicio intenso seguidas de periodos de descanso. Este tipo de entrenamiento puede aumentar el metabolismo y quemar más calorías durante el ejercicio y después de este. En mi opinión, no es para hacerlo a diario, pero sí un par de veces a la semana.

Recuerda que el metabolismo de cada persona es único y que factores como la edad, la genética y la salud en general también pueden influir en la tasa metabólica. Además, es importante consultar con un profesional de la salud o un nutriólogo antes de realizar cambios significativos en tus hábitos de ejercicio o de alimentación.

LENTO
A mayor índice de grasa es posible que el metabolismo sea más lento

RÁPIDO
A mayor índice de masa muscular el metabolismo puede ser más acelerado

Tu porcentaje de grasa

El calibrador es uno de los instrumentos más útiles para calcular el porcentaje de grasa y saber así la cantidad de masa magra que tenemos en el cuerpo. Te ayuda a identificar cuáles son tus áreas problemáticas y las que más progresan, además de detectar posibles trastornos hormonales que ocasionen acumulación de grasa.

En mi experiencia como *fitness* coach, me he encontrado con los siguientes casos de personas que se ejercitan y alimentan bien, pero no obtienen el resultado deseado:

Pierdes grasa en las caderas, mas no en el abdomen: Esto puede significar un exceso de la hormona cortisol, y debe tratarse con una dieta alta en proteína y con ejercicios como el yoga.

Pierdes grasa en el abdomen, pero no en los pliegues subescapular y suprailíaco (en la espalda, debajo de la escápula y arriba de los glúteos): Puede indicar un problema de tolerancia a los carbohidratos, lo que quiere decir que generas una respuesta fuerte de insulina con las comidas. Esto se combate con un plan de carbohidratos de bajo índice glucémico en las mañanas, más la ingesta de aceite de pescado y ácido alfalipoico (suplemento nutricional).

Eres mujer, pierdes grasa en el abdomen, pero no en los muslos ni en los tríceps: Puede implicar un exceso de la hormona estrógeno. Tu dieta debe incrementar el consumo de fibra y de vegetales crucíferos (coliflor, berro, brócoli y col son algunos alimentos ricos en azufre, que bajan los niveles de estrógeno).

Eres hombre y tienes mucha grasa en los pectorales: Puede significar una deficiencia de testosterona. En este caso, debes hacerte un chequeo médico para revisar si es adecuada la indicación de suplementos que incrementen la producción de la hormona.

Luego de repasar estos casos genéricos, tengo que recordarte que cada cuerpo es diferente, por lo que acudir al médico es indispensable.

Mujeres y hombres: dos universos

No es un mito que los hombres adelgazan más rápido que las mujeres y aumentan músculo con mayor facilidad; es un hecho. Y esto ocurre por un tema netamente genético y hormonal. Un hombre tiene el doble de músculo y casi la mitad de grasa que una mujer con proporciones similares a él. Ambos sexos tenemos las mismas hormonas, pero en distintas proporciones. Estas controlan todo: la pérdida de grasa, el aumento de músculo, la fuerza, las emociones, los patrones de sueño y la reproducción.

Ante esta diferenciación, cabe aclarar que un hombre no debe entrenar ni comer igual que una mujer, y viceversa. Acá les dejo las comparaciones:

HOMBRE	MUJER
Tiene más testosterona, lo que lo hace naturalmente fuerte y grande. Gracias a ella, quema grasa más fácilmente.	Tiene más hormona del crecimiento o peptídica y segrega más estrógeno, que en niveles normales ayuda a aumentar músculo y a perder grasa; pero al aumentar, hace que se acumule grasa.
Quema más grasa después de hacer ejercicio.	Quema más grasa como combustible durante el ejercicio.

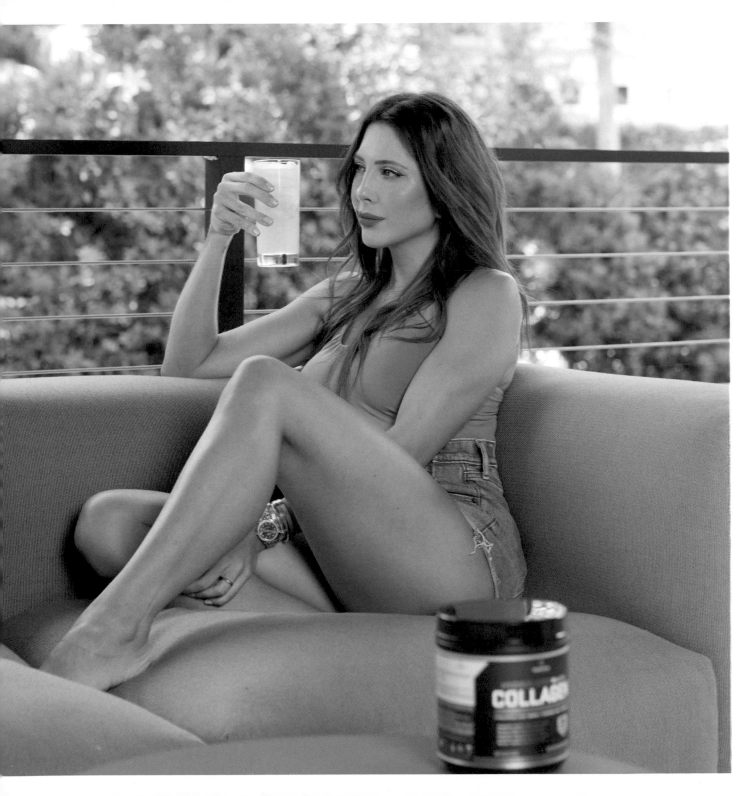

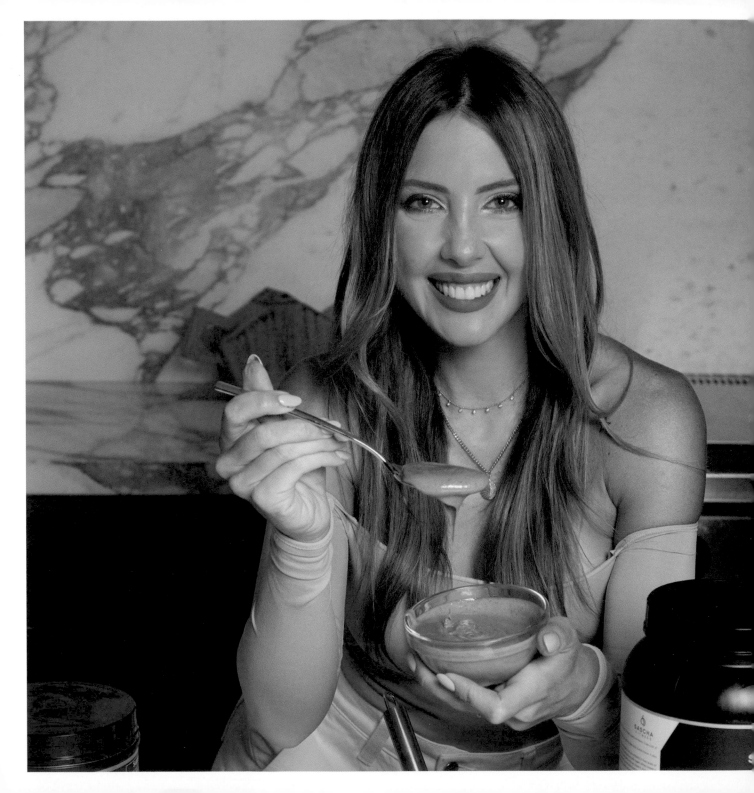

CAPÍTULO 2

Alimentación: la gran protagonista

El ritmo agitado de la rutina hace que a veces comamos en piloto automático, sin ser conscientes de la importancia que tiene nuestra alimentación. Está comprobado que, para alcanzar el peso ideal, el 70 % depende de comer saludablemente, lo que significa comer sano y lo menos procesado posible, y el otro 30 %, de realizar actividad física.

Para aprender a comer bien, primero hay que sincerarse. Analizar nuestra alimentación a fondo: qué comemos, si lo hacemos frente a la televisión, si repetimos porciones o comemos con ansiedad, si comemos directo del paquete del producto o si nos excedemos en eventos sociales o escogemos preparaciones rápidas por estrés o flojera. Hay que comprender cómo funcionan los alimentos, qué nos aportan y cómo nos ayudan a estar sanos.

Aquí les hablaré sobre las calorías, los macronutrientes, el gluten, los superalimentos, entre otros aspectos básicos que debemos conocer para enriquecer nuestra dieta y estar en forma.

Las calorías

Una caloría en los alimentos está relacionada con la cantidad de energía que le proporciona a tu cuerpo mediante un proceso llamado *respiración celular*, que, a su vez, es un procedimiento metabólico que ocurre en las células en el cual la comida y los nutrientes proporcionan energía bioquímica que las células convierten en energía pura (molécula ATP).

Es una fórmula sencilla: si consumes más energía de la que quemas, aumentas grasa; si consumes la misma energía que gastas, te mantienes, y si quemas más de la que consumes, pierdes peso.

Y si bien el número de calorías juega un papel fundamental, también debemos estar pendientes de la calidad de las calorías. Por ejemplo, la respuesta hormonal que generan 100 kcal de pollo no es igual que la generada por 100 kcal de pan.

A su vez, las calorías no solo se queman al momento de entrenar, sino que este proceso ocurre durante cualquier actividad del organismo: digerir los alimentos, mantener la temperatura corporal, los latidos cardiacos, caminar, comer y muchas otras acciones de nuestra rutina.

La comida es nuestra principal fuente de energía. Cada macroalimento es capaz de generar cierta cantidad de energía: 1 gramo de proteína y 1 gramo de carbohidrato contienen 4 calorías cada uno, y 1 gramo de grasa contiene 9 calorías.

Aun cuando 1 gramo de proteína y 1 gramo de carbohidrato aportan 4 calorías, hay una diferencia en cuanto a la respuesta que estas causan dentro del organismo, por lo que es imprescindible organizar la composición de nuestras comidas para generar la respuesta hormonal deseada.

Los macronutrientes

Son sustancias que le aportan energía al cuerpo en forma de calorías. Hay tres tipos: las proteínas, las grasas y los carbohidratos.

1000 CALORÍAS =
1 kilocaloría = 1 kcal = la energía necesaria para elevar la temperatura de 1 litro de agua en 1 °C

Proteínas

La función principal de las proteínas, cuyo componente estructural son los aminoácidos, es la de construir y reparar tejidos, regenerar masa muscular, formar hormonas y enzimas, y contribuir a mejorar el sistema inmunológico. Son una fuente secundaria de energía cuando no hay una fuente disponible de carbohidratos ni grasas.

Podemos encontrarlas en la carne, el pollo, el pescado, los huevos y en alimentos vegetarianos como la soya. Sin embargo, la proteína animal contiene un valor biológico mayor, el cual indica la calidad de la proteína basada en el número de aminoácidos esenciales, en el nivel de absorción y uso de esta proteína en el cuerpo.

Carbohidratos

Constituyen la fuente principal de energía para el organismo. Son la gasolina que le permite cumplir todas las funciones diarias: mantener el funcionamiento del sistema nervioso central, de los riñones, del cerebro y del corazón. Existen los simples y los complejos.

Simples
Son los monosacáridos y los disacáridos, entre los que se encuentran la glucosa y la fructosa, componentes encargados de endulzar muchos productos que conseguimos en el mercado. Estos azúcares sencillos tienen sabor atractivo, pero se deben limitar, pues el organismo los absorbe rápidamente y segrega la hormona insulina, que estimula el apetito y favorece los depósitos de grasa.

Algunos ejemplos de hidratos de carbono simples son el azúcar, la miel, el jarabe de maple, las mermeladas, las jaleas y los dulces. La leche, la fruta y las hortalizas también los contienen, pero distribuidos en mayor cantidad de agua.

Si tu meta es perder grasa, no consumas carbohidratos simples luego de entrenar, esto solo funciona para quienes desean aumentar volumen.

LIMITA al mínimo el consumo de carbohidratos simples y opta siempre por los carbohidratos integrales en lugar de los blancos procesados

Complejos
Son los polisacáridos que son formas complejas de múltiples moléculas. El organismo utiliza la energía proveniente de estos poco a poco, por eso son de lenta absorción. Se encuentran en granos como trigo, avena, centeno, cebada y harina de maíz o en legumbres, así como en los alimentos derivados: pan, cereales, arroz, pastas, tortillas, etc., aunque también se incluyen en menor cantidad y con mucha fibra en algunos vegetales y verduras.

Debemos preferir estos carbohidratos a los simples, pues no estimulan en alta medida la producción de insulina y aportan mayores nutrientes y vitaminas. Trata de consumirlos por la mañana o cerca de tus horas de entrenamiento, para poder quemarlos como energía o absorberlos en los músculos, como reservas de glucógeno, en lugar de sintetizarlos como grasa.

PREFIERE SIEMPRE los carbohidratos complejos, de baja carga glucémica, como los granos

Grasas
————

Aunque muchos les temen, son necesarias para el organismo y contribuyen a un adecuado crecimiento y desarrollo. Además de aportar energía, son necesarias para obtener y absorber vitaminas, mantener las membranas celulares, regular ciertas hormonas y mejorar el funcionamiento del metabolismo. Lo ideal es consumir grasas buenas insaturadas, que hallamos en alimentos como aceite de oliva, nueces, aguacate, salmón, semillas de chía, linaza, etc.

No consumas grasas en las tres horas previas ni en las dos posteriores al ejercicio físico, puesto que hacen más lenta la absorción de carbohidratos por el músculo, que son necesarios para reponer tus reservas de glucógeno.

Aunque varios estudios han demostrado la eficacia de las grasas buenas para combatir y eliminar las fuentes de grasas malas, tienen alto índice calórico, por lo que se debe moderar su consumo: que las nueces no pasen de los 30 gramos por porción, una cucharada de aceite es suficiente para cada comida, 1 o 2 cucharadas de crema natural de cacahuate o almendras está bien por día.

APRENDER A MANEJAR y a controlar las porciones es una de las claves para estar en forma

Cómo manejar los macronutrientes
En la siguiente tabla te dejo mis recomendaciones de las porciones que se deben consumir según el tipo de alimento.

PROTEÍNA	CARBOHIDRATOS COMPLEJOS	GRASAS	VEGETALES VERDES	VERDURAS COCIDAS
Debe ser igual a la palma de tu mano con los dedos juntos.	Coloca tu mano con la palma hacia arriba y los dedos juntos. Imagina que sujetas una pelota de tenis en ella y debes tomarla para que no se caiga. Lo que quepa allí es la porción adecuada (más o menos ½ taza para las mujeres y ¾ a 1 taza para los hombres).	Del tamaño de la mitad de tu dedo pulgar.	Lo que quepa en tus dos manos juntas y abiertas.	Debe ser igual a la palma de tu mano con los dedos juntos.

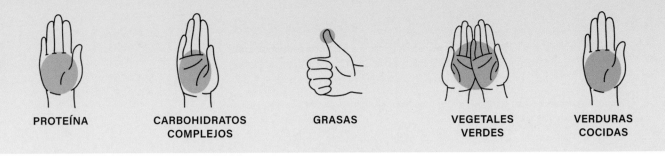

| PROTEÍNA | CARBOHIDRATOS COMPLEJOS | GRASAS | VEGETALES VERDES | VERDURAS COCIDAS |

Fórmulas para consumir adecuadamente los macroalimentos

Además de determinar las porciones adecuadas de consumo para cada macroalimento, hay una forma de administrarlos mediante una relación numérica que se hace entre tu biotipo y la cantidad de calorías que debes consumir. Consta de dos fórmulas que te ayudarán a descifrar cuántos gramos de cada macroalimento debes consumir para mantenerte en forma.

Paso 1. Determinar calorías

(Libras = peso en kilogramos multiplicado por 2.2).

NIVEL DE ACTIVIDAD	REBAJAR	MANTENERTE	AUMENTAR
Sedentario	Peso (lb) × 10 y 12	Peso (lb) × 12 y 14	Peso (lb) × 16 y 18
Moderado activo	Peso (lb) × 12 y 14	Peso (lb) × 14 y 16	Peso (lb) × 18 y 20
Muy activo (5-7 veces a la semana)	Peso (lb) × 14 y 16	Peso (lb) × 16 y 18	Peso (lb) × 20 y 22

Paso 2. Determinar el porcentaje calórico para cada macronutriente

BIOTIPO	CARBOHIDRATO	PROTEÍNA	GRASA
Ectomorfo	55%	25%	20%
Mesomorfo	40%	30%	30%
Endomorfo	25%	40%	35%

Con el paso 1 vas a determinar un número de calorías de acuerdo con tu peso, nivel de actividad física y propósito. Ese número va a representar el 100% de las calorías que necesitas consumir en un día. Vas a usar ese valor para continuar con el paso 2, en el que notarás cuáles son los porcentajes indicados para tu biotipo. Usa el valor que calculaste de las calorías para despejar una simple regla de tres con los porcentajes correspondientes a cada macronutriente.

Luego de establecer los valores correspondientes a cada macronutriente para tu tipo de cuerpo, divide el total de proteínas entre 4, el total de carbohidratos entre 4 y el total de grasa entre 9. El resultado de esta división será la cantidad de gramos que debes consumir de cada macronutriente al día.

A continuación, te muestro una tabla con los gramos de macronutrientes que poseen algunos alimentos, para que sepas lo que necesitas.

TIPO DE MACROALIMENTO	ALIMENTO	GRAMOS DEL MACRONUTRIENTE
Proteína*	100 g de pechuga de pollo	30 g
	4 claras de huevo	14 g
	100 g de pescado	26 g
	90 g de salmón	20 g
	1 *scoop* de *whey protein* (o suero de leche)	25 g
	100 g de lomo de res	31 g
	100 g de atún	25 g
Carbohidratos	½ taza de arroz integral cocido	23 g
	100 g de camote horneado	20.5 g
	⅓ de taza de avena en hojuelas	18 g
	½ taza de quinoa cocida	19.7 g
	1 manzana	25 g
	1 plátano mediano	26 g
	1 taza de fresas enteras	11 g
Grasas	1 cda. de aceite (oliva, coco, etc.)	14 g
	28 g de almendras (24 unidades)	14.5 g
	28 g de nueces (12 unidades)	18 g
	1 cda. de crema de almendras	9 g
	90 g de salmón cocido	11 g
	70 g de aguacate	10 g

*Nota: pesa el alimento cuando esté cocido.

Índice glucémico y carga glucémica

El índice glucémico se refiere al grado de aumento de glucosa en la sangre luego de consumir un determinado alimento. Los que tienen alto índice glucémico elevan rápidamente la glucosa en la sangre y generan producción de insulina, mientras que los de bajo índice la elevan poco a poco y ayudan a controlar los niveles de insulina. Hay que tomar en cuenta que el método de cocción, la fibra y la cantidad de grasa y proteína contenidas en el alimento también influyen sobre su índice glucémico.

El índice glucémico se determina comparando cada alimento con la glucosa en su estado puro, a la que se le ha asignado un valor de 100. Así, los que poseen menos de 55 puntos se consideran de bajo índice, los que están entre 55 y 70 puntos son de índice medio y deben moderarse y tomarse en la mañana, mientras que los que se sitúan por encima de 70 son de alto índice glucémico y deben consumirse esporádicamente. La papa, por ejemplo, está en este último grupo.

Es importante tener en cuenta que los carbohidratos complejos y de bajo índice glucémico, como la avena, el arroz integral, los granos, el camote y la quinoa, poseen un contenido alto en fibra que genera una digestión más pausada, sensación de saciedad y control del apetito.

Además del concepto de índice glucémico, debemos entender el de carga glucémica (CG), que hoy en día se considera más relevante, pues es una forma más exacta de valorar el impacto de un alimento en el cuerpo. Este determina la cantidad de carbohidratos que contiene una porción típica de un alimento y su efecto en la concentración de azúcar en la sangre. Un ejemplo sencillo para entenderlo es comparar el índice y la carga glucémica de la sandía: esta fruta tiene un índice glucémico alto, de 72, pero recordemos que este valor está basado en 100 g de carbohidrato de sandía; como la sandía contiene mucha agua, es un alimento que aporta mucho volumen, pero pocas calorías y carbohidratos por porción, de hecho, 120 g tienen una carga glucémica de 5, que se considera baja.

Trata de incluir en tu dieta diaria alimentos que contengan una carga glucémica baja o media y procura consumir solo ocasionalmente los que tengan una alta. Recuerda que el método de cocción y la forma en la que consumes los alimentos también tiene un impacto en qué tanto elevan o no la glucosa en sangre: cuando acompañas un carbohidrato de proteínas, bajas este impacto significativamente.

El gluten

Últimamente se inició una discusión sobre si suprimir el consumo de esta proteína es beneficioso para el organismo de una persona sin problemas de tolerancia o con padecimiento celíaco. La cuestión es que el gluten se encuentra en alimentos de la dieta común: trigo, centeno, cebada, avena, e incluso aderezos, por lo que puede resultar muy difícil dejarlo por completo.

Hay quienes experimentan molestias gastrointestinales como inflamación, gases o retención de líquido luego de consumir alimentos con gluten, pero otros lo suprimen como una medida de pérdida de peso. A ambos les sugiero que minimicen el consumo de productos comerciales e intenten elegir la opción más natural y menos procesada, que, por lo general, será la más hipoalergénica. No crean que porque un producto comercial indica que es «libre de gluten», esto lo hace más *light* o balanceado: por lo general al quitar esta proteína, hay un incremento en el uso de azúcar o grasa.

Algunos alimentos naturales sin gluten son el camote, la quinoa, el arroz integral, los granos, las frutas y algunas avenas.

Micronutrientes

En este grupo se ubican las vitaminas, los minerales y el agua, nutrientes que necesita nuestro cuerpo en menor cantidad y no aportan energía en forma de calorías. El agua es la protagonista de una vida saludable y sus beneficios son infinitos, algunos son el control del apetito, la hidratación, la aceleración del metabolismo, la eliminación de toxinas e impurezas y la eficiencia en el proceso de oxidación de grasa. Debes consumir un mínimo de dos litros de agua al día, y si entrenas, puedes tomar hasta cuatro litros diarios.

El poder de los superalimentos

Hay alimentos de todo tipo, pero hay unos especiales que llamamos superalimentos. ¿Por qué? Porque, gramo por gramo, aportan más nutrientes y numerosos beneficios, lo cual los convierte en armas potentes contra las enfermedades. Aquí presento algunos que deberías incluir en tu dieta.

Salmón

Es un pescado alto en grasas buenas, omega 3, reduce el colesterol malo, mejora el estado de ánimo, disminuye el estrés, ayuda a perder grasa, regula la insulina y disminuye el apetito. Además, mejora mucho la apariencia del cabello y de la piel. Solo controla la cantidad, porque es alto en calorías. Para mujeres, de 100 a 120 gramos, y para hombres, entre 150 y 200 gramos.

Manzana

Es una superfruta de bajo índice glucémico, altísima en fibra, reguladora del apetito y abundante en quercetina, ideal para prevenir el cáncer y las enfermedades cardiacas.

Almendras

Son altas en grasas monoinsaturadas, que bajan el colesterol malo. Aportan vitamina E, potasio, calcio y fibra. Come solo 28 gramos al día, pues son calóricas: 24 unidades equivalen a 166 calorías aproximadamente y 7.6 gramos de proteína, más de lo que tiene un huevo. Cómpralas naturales, sin aceite añadido ni sal.

Espárragos

Es uno de los mejores alimentos que existen. Tiene muchísimos nutrientes en poca cantidad y es bajo en calorías: 150 gramos de espárragos cocidos aportan 60 % de las recomendaciones diarias de ácido fólico.

Aguacate

Tiene mala fama por su alto contenido graso y calórico, pero en realidad es un aliado cuando buscas perder grasa. Entre 50 y 100 gramos son suficientes para obtener sus beneficios. Esta fruta ayuda a bajar el colesterol malo, es alta en vitamina E, fibra, antioxidantes y tiene más potasio que el plátano.

Granos

Son una excelente fuente de carbohidratos complejos; es decir, altos en fibra y de lenta absorción. Proporcionan energía sostenida y elevan poco a poco la glucosa en la sangre, con menor respuesta de insulina. Aportan proteína, hierro, magnesio, potasio y antioxidantes. Mejoran la memoria y previenen el alzhéimer.

Frutos rojos (mora, fresa, frambuesa, etc.)

Son altísimos en fibra, vitamina C, antioxidantes y omegas. Tienen poca azúcar y calorías. Contienen una fibra llamada pectina, que se vuelve un gel al consumirla y normaliza los niveles de glucosa en la sangre.

Brócoli

Solo una taza de brócoli aporta 150 % de tus requerimientos diarios de vitamina C. También es alto en calcio, fibra, ácido fólico y antioxidantes. Está comprobado que quienes consumen mucho brócoli tienen menos riesgos de padecer ciertos tipos de cáncer. Es bajo en calorías, ideal para perder grasa. Cómelo a cualquier hora, preferiblemente al vapor.

GRANOS
Consúmelos para mejorar la
memoria y prevenir el alzhéimer

Semillas de chía

Aportan muchísima fibra, omega 3, proteína, calcio y hierro.
Disminuyen la absorción de los carbohidratos, regulan la glucosa
en la sangre y controlan el apetito. Son ideales para los diabéticos y
para quienes buscan perder grasa. Agrega una cucharada en avena,
cereal, ensaladas, licuado de proteína, etc.

Pechuga de pollo o pavo

Fuente de proteína magra que aporta selenio, el cual ayuda a mantener sana la tiroides, y triptófano, bueno para conciliar el sueño y bajar
los niveles de estrés.

Canela

Es un arma contra la diabetes y el aumento de grasa corporal.
Contribuye mucho a bajar los niveles de glucosa en sangre, mejora
la sensibilidad a la insulina y previene el síndrome metabólico. Con
media cucharada al día puedes bajar los niveles de colesterol.

Cacao

Contiene solo 12 calorías por cucharada, es alto en fibra, magnesio, calcio, hierro, zinc, potasio, vitaminas C y E y antioxidantes.
Rejuvenece, alivia los dolores menstruales y eleva el estado de
ánimo, porque impulsa la segregación de serotonina y endorfinas.

Claras de huevo

Altas en proteína, bajas en grasa, fáciles de preparar y muy prácticas.
La proteína ayuda a perder grasa porque acelera el metabolismo.

Avena

Cereal por excelencia, alto en proteína, sin azúcar. Disminuye el colesterol y es ideal para un desayuno nutritivo. Sustituye los cereales de
caja por un buen plato de avena cocida.

Quinoa

Es una especie de grano, originaria de Bolivia. Alta en fibra, proteína,
hierro y magnesio, resulta ideal como carbohidrato para el almuerzo.
Controla los niveles de glucosa y disminuye el apetito. Además, es libre
de gluten, ideal para celíacos.

Camote

Lo llamo el rey de los tubérculos, por su alto contenido de carotenoi-
des, antioxidantes, vitamina C y fibra. A pesar de su sabor dulce, es de
menor índice glucémico que la papa.

Té verde

Es casi medicinal por lo poderoso que es. Alto en antioxidantes y
catequinas, previene el cáncer y rejuvenece. Además, contribuye a
acelerar el metabolismo y a perder grasa.

Lista de mercado *fit* y saludable

Aquí encontrarás todo lo que necesitas para llevar un estilo de vida *fitness*. Esta guía de alimentos te servirá para organizarte antes de ir al supermercado y así evitarás comprar productos por antojo o inercia.

Carbohidratos

- ☐ Arroz integral
- ☐ Avena
- ☐ Camote
- ☐ Frutas
- ☐ Galletas de arroz inflado integral
- ☐ Granos
- ☐ Harina de maíz precocida
- ☐ Papa
- ☐ Pasta integral
- ☐ Plátano no muy maduro
- ☐ Quinoa

Grasas

- ☐ Aceite de canola
- ☐ Aceite de coco
- ☐ Aceite de oliva
- ☐ Aceitunas
- ☐ Aguacate
- ☐ Almendras
- ☐ Avellanas
- ☐ Cacahuate
- ☐ Chía
- ☐ Crema de cacahuate o de almendras natural
- ☐ Linaza molida
- ☐ Nueces

Proteínas

- ☐ Atún en agua
- ☐ Camarones
- ☐ Huevos
- ☐ Lomo de cerdo
- ☐ Lomo de res
- ☐ Pechuga de pollo
- ☐ Pescado blanco
- ☐ Salmón
- ☐ Sardinas en aceite de oliva
- ☐ *Whey protein*
- ☐ Yogur griego

Condimentos

- ☐ Ajo en polvo
- ☐ Cacao
- ☐ Canela
- ☐ Cayena
- ☐ Cebolla en polvo
- ☐ Comino
- ☐ Cúrcuma
- ☐ *Curry*
- ☐ Chile en polvo
- ☐ *Mix* de hierbas italianas
- ☐ Nuez moscada
- ☐ Paprika
- ☐ Pimienta
- ☐ Romero
- ☐ Sal de mar
- ☐ Tomillo

Vegetales

- ☐ Acelga
- ☐ Ajo
- ☐ Alcachofa
- ☐ Alfalfa
- ☐ Apio
- ☐ Berenjena
- ☐ Brócoli
- ☐ Calabacita
- ☐ Calabaza
- ☐ Cebolla
- ☐ Cebolla cambray
- ☐ Chayote
- ☐ Cilantro
- ☐ Col
- ☐ Coliflor
- ☐ Ejotes
- ☐ Espárragos
- ☐ Espinaca
- ☐ Hongos
- ☐ Jitomate
- ☐ Lechuga
- ☐ Pepino
- ☐ Pimiento
- ☐ Puerro

Otros

- ☐ Agua
- ☐ Algas tipo *nori*
- ☐ Café
- ☐ Chicle sin azúcar
- ☐ Chocolate oscuro con más de 60 % de cacao
- ☐ Edulcorante, cero calorías, preferiblemente
- ☐ Gelatina sin azúcar
- ☐ Harina de almendras
- ☐ Harina de coco
- ☐ Leche de almendras sin azúcar
- ☐ Palmitos
- ☐ Jarabe de maple sin azúcar
- ☐ Té blanco
- ☐ Té negro
- ☐ Té verde
- ☐ Jitomate deshidratado
- ☐ Vino tinto

Cómo entender la información nutricional de las etiquetas de los productos

→ **Fíjate en el tamaño de la ración** y en la cantidad de raciones por empaque. Por ejemplo, la ración indica 20 g y dice que tiene 100 calorías por ración, pero en el empaque vienen 5 raciones, así que el contenido total del empaque contiene 500 calorías.

→ **Observa las calorías** y recuerda que los carbohidratos y proteínas aportan 4 calorías por gramo y las grasas aportan 9 calorías por gramo. Si lo que vas a consumir es una colación, trata de limitarte a 250 calorías.

→ **No pases por alto el índice de sodio.** Trata de consumir alimentos procesados con menos de 200 mg de sodio; si un alimento contiene más de esa cantidad y lo quieres consumir, procura moderar tu ingesta de sodio el resto del día. Cada gramo de sodio retiene 5 g de agua, y provoca celulitis, hinchazón, tensión alta e interfiere con la pérdida de grasa. Refrescos *light*, bebidas en polvo, jamón de pavo, enlatados y barritas son algunos productos con alto contenido de sodio.

→ **Vigila las grasas saturadas.** El adulto promedio no debería comer más de 20 g de estas grasas al día. Al comprar, procura que el producto tenga menos de 5 g de grasa saturada. Excepto el aceite de coco, que es pura grasa saturada, pero beneficiosa.

→ **Las grasas *trans* son peligrosas** y no deberían estar en ningún producto que consumas; las margarinas, por ejemplo, son de este tipo. Pueden aparecer en la etiqueta como «aceite vegetal hidrogenado» o «aceite vegetal parcialmente hidrogenado».

→ **Revisa también el indicativo de colesterol.** Si padeces del corazón, consume menos de 300 mg al día.

→ **Los carbohidratos siempre están compuestos por fibra y azúcar.** Para que un alimento se considere sano, el azúcar debe ser menor de 6 g y la fibra mayor de 4 g. Cuando el azúcar está a 5 g o más, la secreción de insulina es mayor y evita que quemes grasa. Siempre debes restarle el índice de fibra al total de carbohidratos que te muestre la etiqueta, y así obtendrás el carbohidrato neto que estás consumiendo.

→ **El mismo proceso aplica para restarle los polialcoholes** (sorbitol, manitol, xilitol, maltitol, erythritol, etc.) al número total de carbohidratos. Modéralos, porque en exceso podrían elevar la insulina y causar molestia estomacal.

→ **Lee la etiqueta de ingredientes.** El primero que aparece es el que tiene mayor proporción en el alimento, y así sigue. Procura que los panes integrales tengan como primer ingrediente la harina integral, y no la harina de trigo. No consumas nada que tenga jarabe de maíz o jarabe de maíz alto en fructosa, pues estos son más dañinos que el azúcar refinado.

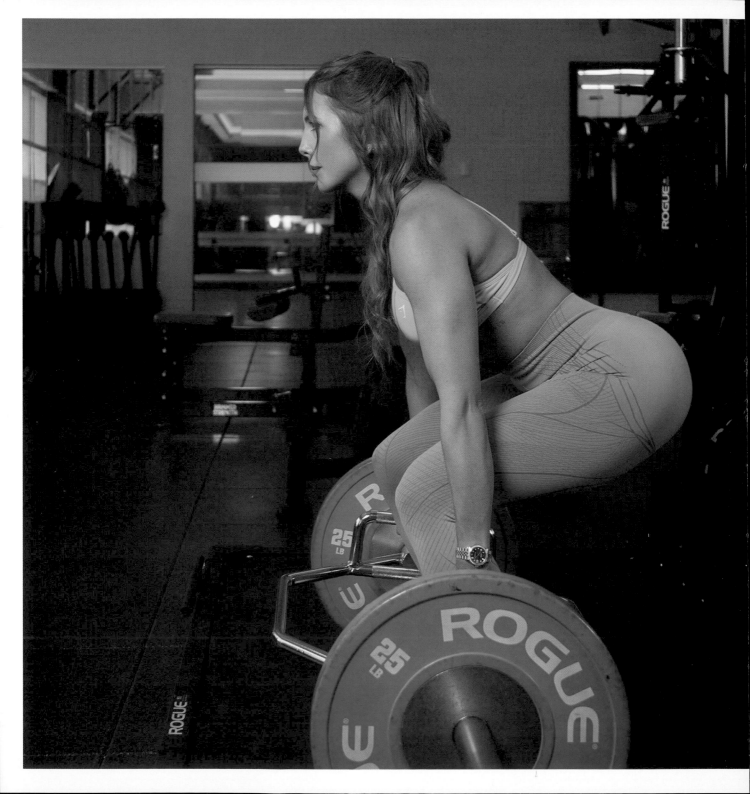

CAPÍTULO 3

Actividad física

Para tener un cuerpo sano y en forma, la alimentación tiene una relevancia del 70 %, y el porcentaje restante debe trabajarse con actividad física. Sea cual sea tu forma de ejercitarte, tu rutina *fitness* debe englobar cinco aspectos: resistencia cardiovascular, resistencia muscular, fuerza muscular, composición corporal y flexibilidad.

Ejercicio cardiovascular, gran aliado

La actividad cardiovascular es una de las grandes enemigas de la grasa, la que te ayuda a quemar un mayor número de calorías y a utilizar la grasa como fuente de energía. Además, protege tu corazón y mejora tu desempeño en el entrenamiento con pesas, pues eleva tus niveles de resistencia.

Una buena sesión de ejercicio cardiovascular te puede hacer quemar entre 400 y 700 calorías, dependiendo de la intensidad con la que lo practiques. Puedes hacer un mínimo de 30 minutos si la actividad es muy intensa o un máximo de 45 a 60 minutos si la actividad es moderada.

Cardio estable vs. cardio HIIT

En el mundo del *fitness* existe el debate de si es mejor practicar intervalos cardiovasculares de alta intensidad o, al contrario, hacer cardio de manera estable. Mi postura es que ambos son efectivos para perder grasa y ambos proporcionan ventajas. Lo ideal es combinarlos durante la semana.

El cardio estable, empleado por muchos aficionados y profesionales del fisicoculturismo porque ayuda a utilizar en mayor grado la grasa como combustible, se refiere a ejecutar actividad cardiovascular con la misma intensidad y de forma continua por un lapso de 45 a 60 minutos, con una utilización de la capacidad cardiovascular de entre 65 % y 75 %.

El cardio HIIT (por sus iniciales en inglés *high intensity interval training*) implica ejecutar intervalos de alta intensidad: se alternan periodos muy cortos y fuertes con periodos de mayor duración y de intensidad baja o moderada. Por ejemplo, corres a toda velocidad por 30 segundos, luego caminas por 2 minutos, y repites la secuencia. Este método funciona muy bien para quemar grasa, porque se consumen más calorías, incluso antes y después de hacer la actividad. Además, acelera el metabolismo y el cerebro envía señales que liberan adrenalina, lo que aumenta el flujo sanguíneo en los músculos y moviliza la grasa subcutánea para utilizarla como combustible.

Al recortar el tiempo de tus sesiones de entrenamiento, proteges la masa muscular. Sin embargo, este tipo de cardio no es recomendable para quienes tengan lesiones o dolencias en las articulaciones, rodillas o caderas, debido a su alto impacto.

Mi consejo es que procures alternar los dos métodos, prestando atención a que tus pulsaciones no bajen de 65 %, para que realmente sea un ejercicio de entrenamiento y no una simple actividad ejecutada en piloto automático.

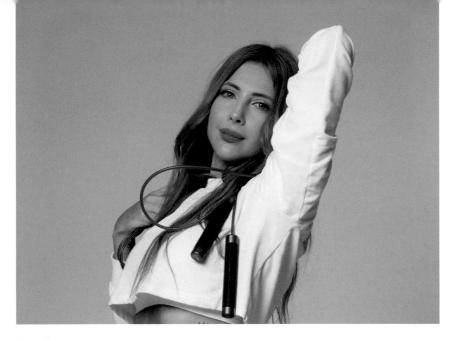

GRASAS
La mejor manera de combatirlas
es con actividad cardiovascular

Cardio para quemar grasa

Hay dos métodos que te permiten quemar grasa: hacer actividad cardiovascular en ayunas o después de entrenar.

El primero es ideal para perder esos últimos 5 kilos de grasa alojados que no se quitan con nuestra rutina establecida. Hacer una actividad física en ayunas contribuye a la pérdida de grasa porque, al despertar, los niveles de glucosa e insulina en la sangre están muy bajos, y entonces el cuerpo libera los ácidos grasos al torrente sanguíneo para oxidarlos como energía. Si consumimos algún carbohidrato, e incluso alguna proteína antes de hacer ejercicio, se genera una respuesta de insulina, y el cuerpo preferirá usar esta como combustible.

Hacer cardio en ayunas ha sido señalado como un mecanismo controversial, pero eso va a depender de la responsabilidad con que se realice. No esperes más de 15 minutos desde que despiertas para hacerlo, no lo hagas a intensidad elevada (que puedas mantener una conversación), haz que dure máximo 40 minutos y justo al terminar desayuna proteína más un carbohidrato complejo de bajo índice glucémico.

El segundo método, hacer cardio justo después del entrenamiento con pesas, es efectivo porque quemarás más grasa y desgastarás menos el músculo. Agota tus reservas de glucógeno con una sesión de pesas, pues ese es el combustible que necesitan los músculos. Después de transcurridos 25 minutos de actividad física es cuando el cuerpo empieza a utilizar sus reservas de grasa como fuente de energía.

Las pesas

Figuran en el entrenamiento de resistencia y son tus grandes aliadas cuando buscas transformar tu cuerpo. Se adaptan a tus necesidades y moldean y esculpen tu figura como ningún otro método puede hacerlo. Entrenar con pesas convierte tu cuerpo en una máquina para quemar grasa, pues para mantener la masa muscular tu organismo debe generar un gasto calórico importante. Cada medio kilogramo de masa muscular quema alrededor de 50 calorías en reposo.

Te dejo estos consejos para adaptar el entrenamiento de pesas a tus necesidades:

→ **Si tu meta es mejorar tu composición corporal**, levanta un peso que te permita completar de 10 a 12 repeticiones con esfuerzo, pero sin perder la buena postura.

→ **Si tu objetivo es mejorar la resistencia**, levanta un peso que te permita completar de 15 a 20 repeticiones.

→ **Si quieres incrementar fuerza,** levanta un peso que solo te permita completar entre 6 y 8 repeticiones, con un descanso de 2 a 3 minutos entre cada serie.

Mitos sobre el ejercicio

Todo el mundo tiene una opinión cuando de ejercicio y alimentación se trata, y a veces se forman interpretaciones generalizadas que terminan por distorsionar la realidad. Aquí enumero algunos mitos típicos.

Estoy haciendo ejercicio y por eso puedo comer lo que sea

La mayoría de la gente tiende a sobreestimar lo que quema en una sesión de ejercicio. Una buena rutina de pesas y ejercicio cardiovascular quema entre 600 y 700 calorías, lo mismo que contiene una hamburguesa.

Soy mujer y por eso no entreno con pesas

Genéticamente no estamos hechas para que nuestros músculos crezcan como los del hombre, así que piérdele miedo al entrenamiento pesado. Deja ese peso liviano y repeticiones de 30, pues eso solo mejora tu resistencia, no tonifica el músculo.

Si hago mucho cardio y dieta, adelgazo

Haciendo eso no estás contribuyendo a preservar masa muscular, la encargada de acelerar el metabolismo. Al perder masa y estancar el metabolismo, corres el riesgo de aumentar el peso perdido. Incluye una rutina de pesas a tu esquema de ejercicios.

Mientras más sudo, más grasa pierdo

El sudor se relaciona con la humedad, el clima, la ropa, la genética, y no incide en la pérdida de grasa. Simplemente es la forma que tiene el cuerpo de regular su temperatura. Es cierto que puedes perder peso sudando, pero es solo peso en agua, que se recupera al hidratarte.

Puedo perder grasa en áreas específicas si entreno solo esas zonas

Cuando tu cuerpo obtiene energía metabolizando grasa en tu cuerpo, lo hace en todas las áreas, no solo en una.

Hacer abdominales elimina la grasa

Los abdominales son un músculo más que se fortalece, y solo se notarán si, mediante dieta y ejercicio cardiovascular, eliminas la grasa que los cubre.

Si estoy haciendo pesas y luego las abandono, el músculo se convierte en grasa

Ni los músculos se pueden convertir en grasa ni viceversa, pues son dos tejidos totalmente diferentes. Sí sucede que al no usar los músculos, estos se atrofian.

Las vitaminas engordan

Esta aseveración es un sinsentido, porque las vitaminas no aportan energía al cuerpo, por ende, no contienen calorías. Están, en cambio, involucradas en muchos procesos vitales, metabólicos y esenciales para la buena salud y para estar en forma. Tampoco avivan el apetito, más bien ocurre lo contrario si llevas una dieta adecuada.

Cuando sigues un programa para perder peso, tomar una o dos comidas trampa (*cheat meal*) a la semana ¡ayuda a bajar los niveles de ansiedad!

CAPÍTULO 4

Recetas base

Varias recetas de este libro incluyen ingredientes básicos, como leches o harinas vegetales, que puedes hacer desde cero, lo que muchas veces resulta ser una opción más saludable y económica. Este capítulo reúne aquellas preparaciones que son el punto de partida para incorporar nutrientes esenciales a tu dieta diaria. Con estos ingredientes puedes crear postres, licuados y recetas deliciosas, y también te servirán para hacer sustituciones en tus recetas favoritas y convertirlas en una versión más saludable y nutritiva. Las posibilidades son infinitas.

Este capítulo también incluye recetas de salsas, pues tenerlas listas para usar, ya sea refrigeradas o congeladas, es una solución práctica y deliciosa que le añade ese toque extra de sabor y nutrición a tus proteínas o pastas.

Recuerda que utilizar productos de buena calidad es fundamental para llevar una dieta balanceada y saludable, y estas preparaciones básicas son solo el comienzo de tu camino hacia una buena alimentación. ¡Tu cuerpo te lo agradecerá!

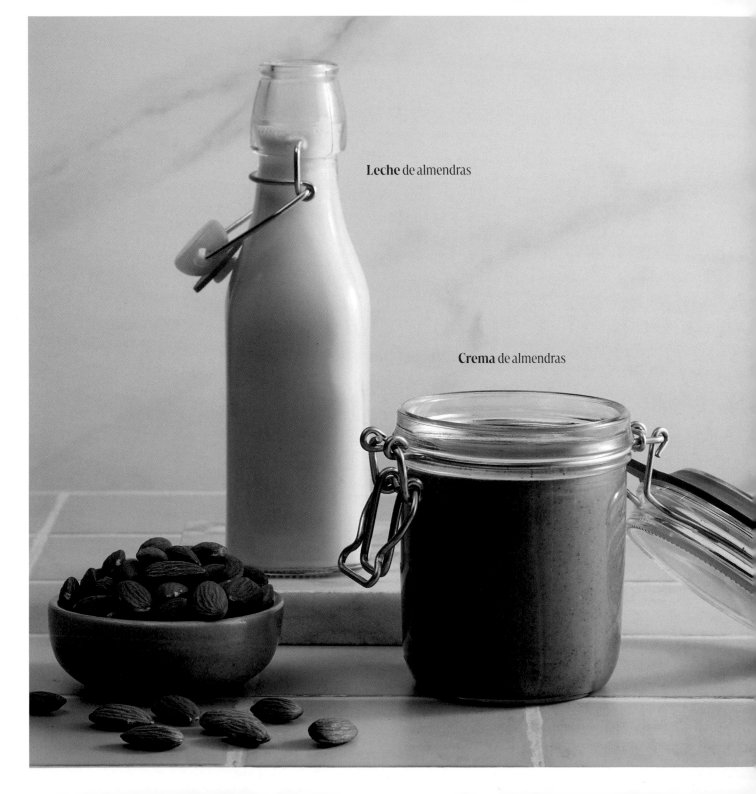

Leche de almendras

Crema de almendras

Leche de almendras

INGREDIENTES PARA 1.5 l

Ingredientes

2 tazas de almendras naturales sin tostar

8 tazas de agua

Preparación

1. En un recipiente, remoja las almendras en 2 tazas de agua, tápalo y refrigera durante 12 horas.
2. Una vez que haya pasado ese tiempo, retira las almendras y desecha el agua.
3. Licúa las almendras con 6 tazas de agua fresca y pasa la mezcla por un colador de tela.
4. Conserva la leche preferiblemente en una botella de vidrio con tapa y en refrigeración hasta por 5 días.

Crema de almendras

INGREDIENTES PARA 1 y ½ tazas

Ingredientes

2 tazas de almendras naturales con piel

Preparación

1. En una bandeja o un molde amplio apto para horno, extiende las almendras y hornéalas a 180 °C/360 °F durante 15 minutos o hasta que estén tostadas, cuidando que no se vayan a quemar.
2. Llévalas a la licuadora o al procesador de alimentos y procesa hasta obtener una textura cremosa; al comienzo se condensa, pero, al continuar el proceso, tomará la textura adecuada.
3. Retira y conserva en refrigeración en un recipiente con tapa.

NOTA:

→ Te recomiendo procesar las almendras en intervalos de un minuto para que no se fuerce demasiado el motor del procesador y no se vaya a calentar.

Harina de almendras
(sin gluten)

INGREDIENTES PARA 1 y ½ tazas

Ingredientes

2 tazas de almendras naturales sin tostar

Preparación

1. En la licuadora, muy limpia y seca, procesa las almendras durante 15 segundos.
2. Pasa el producto por un colador grueso y regresa el sobrante a la licuadora.
3. Repite el procedimiento y conserva la harina en un recipiente con cierre hermético.

Harina de avena

INGREDIENTES PARA 2 tazas

Ingredientes

2 tazas de avena instantánea

Preparación

1. En la licuadora, muy limpia y seca, procesa la avena hasta que se haga polvo.
2. Retira y conserva la harina en un recipiente con cierre hermético.

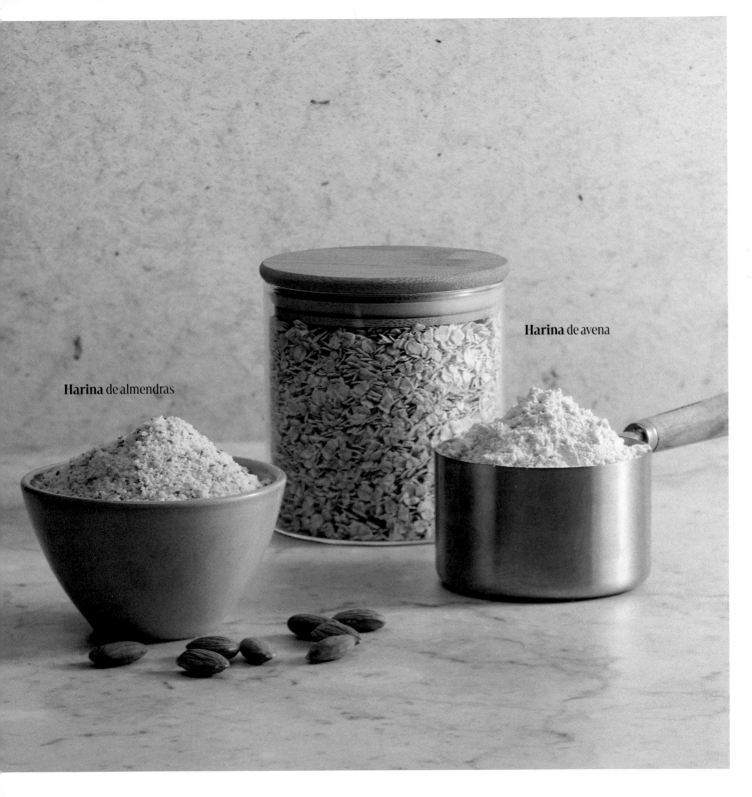

Harina de almendras

Harina de avena

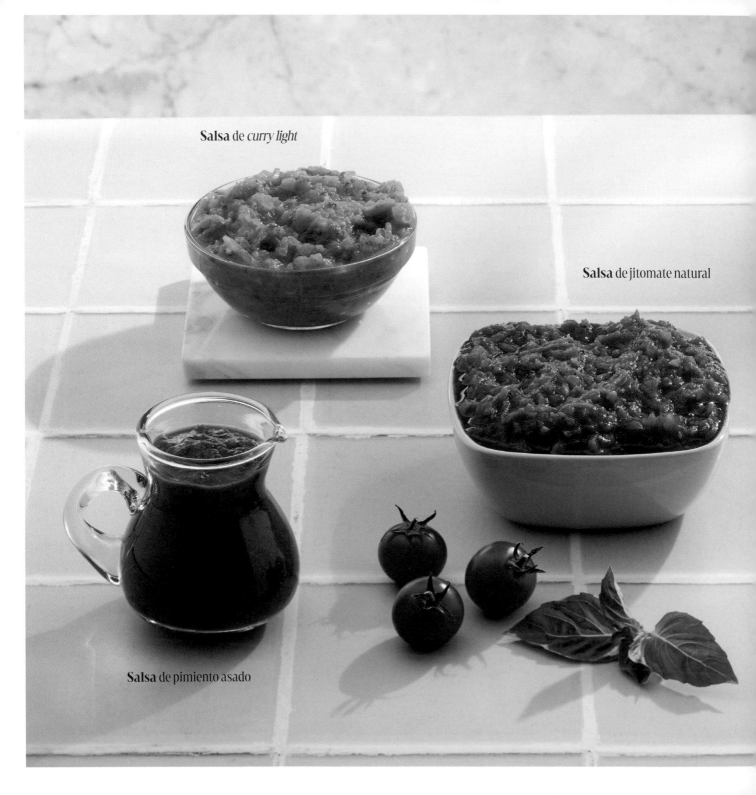

Salsa de *curry light*

Salsa de jitomate natural

Salsa de pimiento asado

Salsa de *curry light*

INGREDIENTES PARA 2 tazas

Dato *fitness*

Esta salsa es muy baja en calorías y grasas. Puedes usarla para acompañar pollo, pescado o vegetales, y sobre arroz integral o quinoa, quedará deliciosa.

Ingredientes

1 cucharada de aceite de oliva (o en aerosol)

1 taza de cebolla picada

1 cucharadita de ajo machacado

1 taza de jitomate picado

1 cucharadita de jengibre fresco rallado

1 cucharadita de comino

1 cucharadita de *curry* en polvo

1 cucharadita de cúrcuma en polvo

1 cucharada de tomillo fresco picado

2 tazas de caldo de verduras

½ cucharadita de cayena

1 cucharada de cilantro picado

2 cucharadas de cebolla cambray picada

Sal al gusto

Preparación

1. En una sartén, a fuego medio, calienta el aceite y saltea la cebolla, el ajo, el jitomate y el jengibre hasta que todo esté suave.
2. Agrega el comino, el *curry*, la cúrcuma y el tomillo, y cocina por 3 minutos.
3. Vierte el caldo de verduras, reduce el fuego a bajo y continúa la cocción durante 20 minutos más.
4. Finaliza con la cayena, el cilantro, la cebolla cambray y un poco de sal.
5. Retira del fuego, deja enfriar y conserva en un recipiente con tapa en el refrigerador hasta por 2 semanas.

Salsa de pimiento asado

INGREDIENTES PARA 1 taza

Dato *fitness*

Esta salsa es deliciosa, fresca y baja en calorías. Puedes consumirla a cualquier hora, a mí me gusta usarla para acompañar cualquier proteína o como dip con verduras y tostadas.

Ingredientes

2 tazas de pimiento rojo, sin semillas y previamente asado

1 cucharada de vinagre balsámico

2 cucharaditas de mostaza Dijon

1 cucharada de albahaca fresca picada

Sal y pimienta al gusto

Preparación

1. Lleva todos los ingredientes a la licuadora y procesa por 2 minutos o hasta obtener una mezcla homogénea.
2. En un recipiente con tapa, refrigérala de 1 a 2 horas antes de servirla, para que se intensifiquen los sabores.

Salsa de jitomate natural

INGREDIENTES PARA 2 tazas

Dato *fitness*

Si amas la salsa de jitomate, pero quieres tener en casa una versión saludable, esta receta es para ti. Funciona perfecto para comer con pasta o para aderezar ensaladas y verduras. Es completamente natural y no tiene nada que envidiarles a las procesadas que venden en los supermercados.

Ingredientes

2 cucharadas de aceite de oliva

1 cebolla picada

3 dientes de ajo machacados

1 zanahoria pelada y rallada

1 lata de 800 g de jitomates pelados

1 cucharada de salsa de jitomate

1 cucharadita de orégano seco

Sal de mar y pimienta al gusto

Preparación

1. En una sartén, a fuego medio, calienta el aceite de oliva y sofríe la cebolla y el ajo.
2. Agrega la zanahoria y continúa la cocción hasta que esté blanda. Baja un poco el fuego para que no se vaya a quemar la cebolla.
3. Añade los jitomates, la salsa de jitomate, el orégano y salpimenta al gusto. Mezcla bien y espera hasta que hierva. Reduce el fuego a bajo y cocina 15 minutos más. Retira y deja enfriar por completo.

> **NOTA:**
>
> → Si quieres una salsa sin textura, puedes pasar todo por el procesador de alimentos o por la licuadora.

CAPÍTULO 5

Desayunos

¡Me encanta el desayuno! Es versátil y suele ser una de las comidas que hacemos en familia. Además, sin importar la hora en que lo consuma, es esa comida en la que puedo mezclar ingredientes dulces y salados.

No se me ocurre una mejor forma de arrancar el día que con preparaciones deliciosas y saludables que aportan a nuestro organismo la energía que necesita. Panqueques, arepas, sándwiches, pan francés, licuados, *waffles* y huevos en diferentes versiones serán parte de tu nuevo recetario, para que disfrutes de ese primer momento del día tan valioso para tu cuerpo, al mismo tiempo que ayudas a disminuir factores de riesgo para tu salud y aumentas tu rendimiento.

Aunque tengas un agitado ritmo de vida, tómate tu tiempo, disfruta el desayuno sin distracciones, saborea cada bocado y date un espacio de calidad para empezar tus días conectado con una buena alimentación. ¡Será un gran regalo para tu cuerpo, mente y espíritu!

Avena horneada

INGREDIENTES PARA 4 porciones

Dato *fitness*

Esta es una manera diferente y deliciosa de comer avena en un desayuno muy nutritivo, te aporta la energía necesaria para iniciar el día y su contenido de fibra te mantiene satisfecho por más tiempo.

Ingredientes

1 manzana roja

1 ⅓ tazas de avena en hojuelas

1 cucharadita de polvo para hornear

3 sobres de edulcorante cero calorías

1 cucharadita de canela en polvo

1 clara de huevo

1 cucharada de crema de cacahuate natural

1 taza de leche de almendras

2 cucharadas de yogur griego

1 plátano hecho puré

⅓ de taza de nueces picadas

Preparación

1. Precalienta el horno a 180 °C/360 °F.
2. Prepara el puré de manzana: ralla la manzana y, en un recipiente, llévala al microondas por 2 minutos aproximadamente. Retira, vuélvela puré con ayuda de un tenedor y déjala enfriar. Si deseas, puedes reemplazar este paso comprando una papilla de manzana sin azúcar.
3. En un recipiente, revuelve la avena con el polvo para hornear, el edulcorante y la canela.
4. Aparte, mezcla la clara de huevo con la crema de cacahuate hasta obtener una mezcla homogénea.
5. Agrega a la mezcla anterior la leche de almendras con el yogur y el puré de manzana.
6. Integra los ingredientes secos con los líquidos y mezcla bien.
7. Añade el plátano y las nueces.
8. Vierte en un refractario y hornea durante 25 minutos.

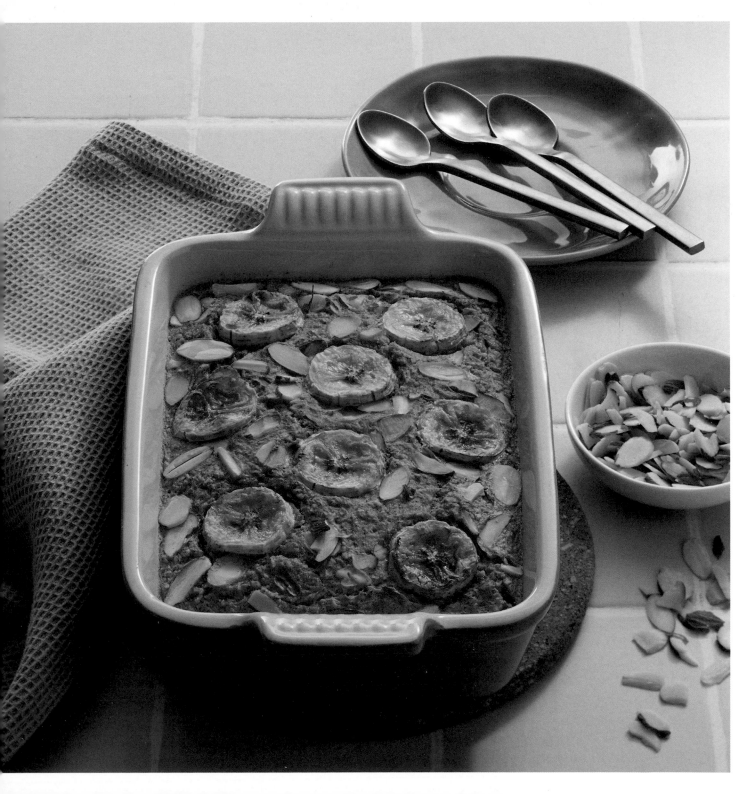

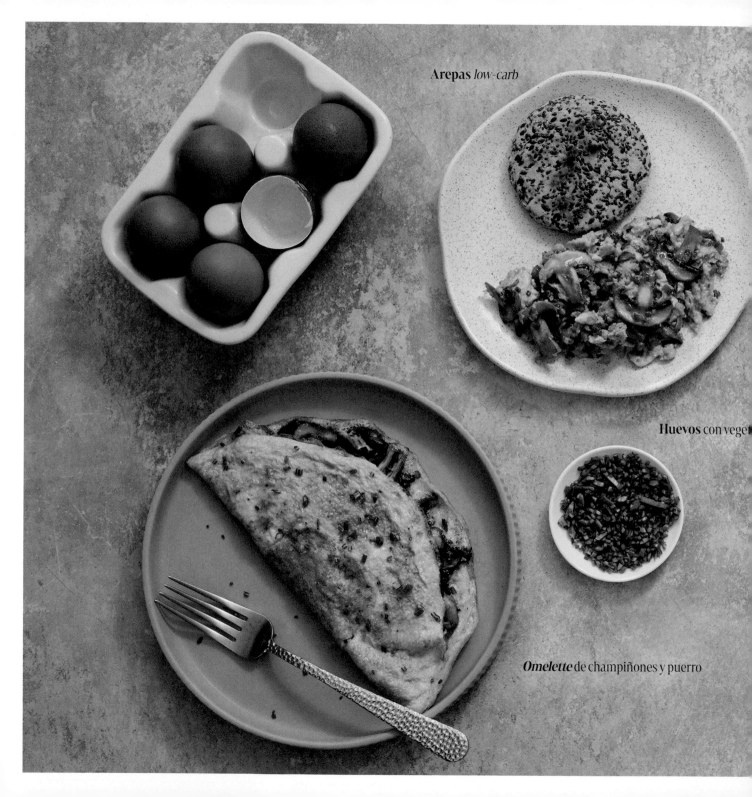

Arepas *low-carb*

Huevos con vege[

Omelette de champiñones y puerro

Omelette de champiñones y puerro

INGREDIENTES PARA 1-2 porciones

Dato *fitness*

Los huevos, además de ser una rica fuente de proteína, aportan vitamina D, muy importante para la prevención de la osteoporosis y de diversos tipos de cáncer. Está comprobado que quienes incluyen el huevo en su desayuno sienten menos apetito durante el día y tienen mayor éxito en el proceso de pérdida de peso.

Ingredientes

Aceite en aerosol al gusto

1 taza de champiñones rebanados

1 tallo de puerro picado

1 huevo + 3 claras

Sal y pimienta al gusto

Preparación

1. En una sartén antiadherente, con un poco de aceite en aerosol, saltea los champiñones y el puerro. Retira y reserva.
2. En un recipiente, bate el huevo con las claras, sal y pimienta.
3. En la misma sartén donde salteaste los champiñones, vierte la mezcla de los huevos y cocina a fuego medio durante un minuto. Cuando empiece a cuajar, agrega la mezcla de champiñones en una mitad del *omelette*.
4. Con una espátula, levanta cuidadosamente el lado del *omelette* que no tiene relleno y dóblalo.
5. Baja el fuego, tapa y continúa la cocción por un minuto más. Retira y sirve.

Huevos con vegetales

INGREDIENTES PARA 1 a 2 porciones

Ingredientes

1 cucharada de aceite de aguacate

½ tallo de puerro picado

2 cucharadas de cebolla cortada en cubos pequeños

2 cucharadas de pimiento rojo cortado en cubos pequeños

½ taza de champiñones rebanados

2 huevos + 2 claras

Sal de mar y pimienta al gusto

Preparación

1. En una sartén, a fuego medio, calienta el aceite de aguacate y saltea las cebollas y el pimiento. Cuando ya estén casi listos, agrega los champiñones y cocínalos hasta que doren.
2. En un recipiente, bate los huevos y las claras, y agrégalos a la sartén con sal de mar y pimienta al gusto. Revuelve en forma envolvente y, una vez estén listos, sirve de inmediato.

> **NOTA:**
>
> → Puedes acompañar estos huevos con aguacate y una rebanada de pan (integral o sin gluten) o una arepa.

Arepas *low-carb*

INGREDIENTES PARA 3-4 porciones

Dato *fitness*

Estas arepas, ricas en grasas buenas monoinsaturadas, ayudan a controlar la glucemia y la insulina en la sangre, al mismo tiempo que controlan el apetito y la ansiedad.

Ingredientes

1 taza de harina de almendras

3 cucharadas de semillas de linaza

2 cucharadas de semillas de chía o ajonjolí

½ cucharadita de sal

1 cucharada de aceite de oliva

1 cucharada de agua o más de ser necesario

Preparación

1. En un recipiente, mezcla la harina de almendras con las semillas y la sal.
2. Vierte el aceite de oliva y el agua e integra todo hasta formar una masa compacta. Si es necesario, agrega más agua.
3. Moldea con tus manos bolitas de masa de manera circular para darle forma a las arepas.
4. En una sartén o un comal, cuece a fuego medio las arepas, por ambos lados, hasta que estén ligeramente doradas.

Sándwich
de aguacate y huevo

INGREDIENTES PARA 1 porción

Ingredientes

½ aguacate

Sal y pimienta al gusto

2 huevos

1 cucharadita de aceite de oliva

1 cucharada de mayonesa *light* o a base de aguacate

½ cucharadita de mostaza

2 rebanadas de pan de avena o integral

1 rebanada del queso de tu preferencia, opcional

Preparación

1. En un recipiente, tritura el aguacate hasta que quede con textura de guacamole y salpimenta al gusto.
2. En otro recipiente, bate los huevos con sal y pimienta.
3. En una sartén, a fuego medio, calienta el aceite de oliva y vierte los huevos, revolviendo constantemente hasta que estén listos (te recomiendo no dejarlos tan secos).
4. Mezcla la mayonesa con la mostaza y, con esta salsa, unta las rebanadas de pan por una de sus caras.
5. Prepara el sándwich en el siguiente orden: una rebanada de pan con salsa, el queso, el huevo, el aguacate triturado y cierra con la otra rebanada de pan.
6. En una plancha o una sartén a fuego medio-bajo, dora el sándwich por ambos lados hasta que el queso se derrita. Si lo deseas, puedes untar un poco de mayonesa en la parte superior del pan que cierra el sándwich y sirve de inmediato.

> **NOTA:**
>
> → Si no te gusta la mayonesa puedes reemplazarla por crema de garbanzos o la salsa que más te guste.
>
> → Para dorar el sándwich puedes poner un poco de aceite de oliva en la plancha.

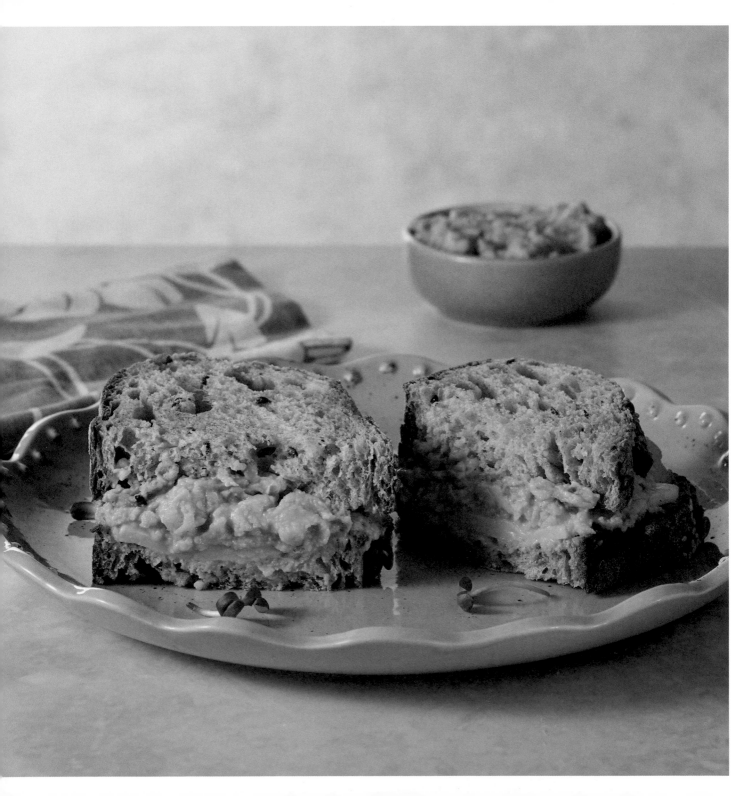

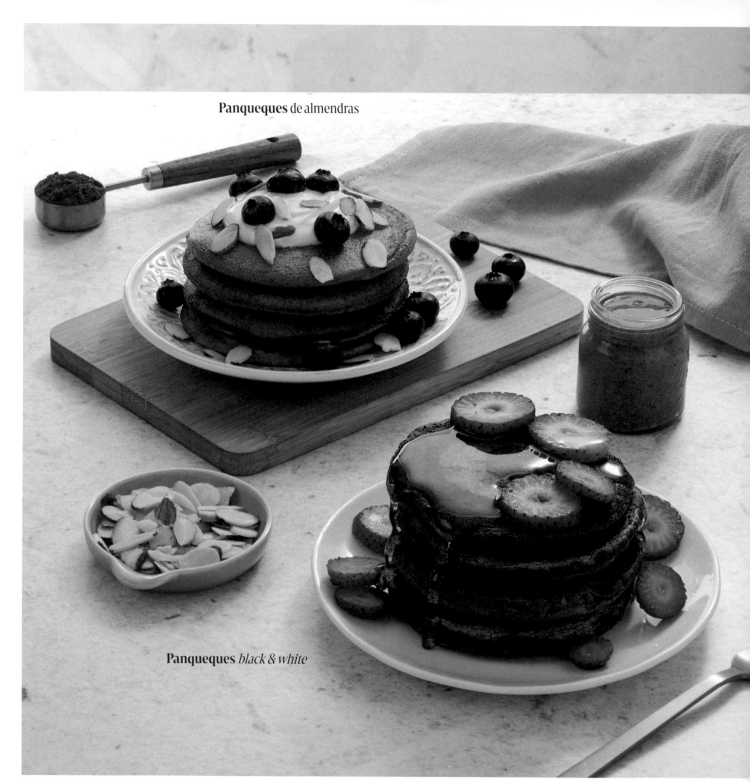

Panqueques de almendras

Panqueques *black & white*

Panqueques *black & white*

INGREDIENTES PARA 4 unidades

Ingredientes

⅓ de taza de avena en hojuelas

1 plátano

4 claras de huevo

1 cucharada de esencia de vainilla

1 cucharadita de canela en polvo

1 cucharada de semillas de linaza

2 cucharadas de agua

2 sobres de edulcorante cero calorías

1 cucharada de cacao en polvo

Dato *fitness*

Estos panqueques son ricos en carbohidratos y bajos en grasas, ideales para quienes practican deporte de alto rendimiento.

Preparación

1. Lleva todos los ingredientes a la licuadora, excepto un sobre de edulcorante y el cacao en polvo. Licúa hasta que se integren bien y logres una mezcla homogénea.
2. En un recipiente, separa la mitad de la mezcla y, la otra mitad, déjala en la licuadora para que la integres con el edulcorante y el cacao reservados.
3. En una sartén antiadherente a fuego medio-bajo, vierte las mezclas, intercaladas para lograr un efecto marmoleado, y cocina 2 minutos por cada lado, hasta que esté dorado. Si quieres hacerlos más pequeños, vierte por partes y repite el procedimiento hasta que se termine la mezcla.

Panqueques de almendras

INGREDIENTES PARA 4 unidades

Ingredientes

⅓ de taza de harina de almendras

1 cucharada de crema de almendras

2 huevos

1 cucharadita de canela en polvo

2 sobres de edulcorante cero calorías

¼ de taza de leche de almendras

Preparación

1. Lleva todos los ingredientes a la licuadora hasta que se integren por completo.
2. En una sartén antiadherente a fuego medio-bajo, vierte la mezcla y, tan pronto se empiecen a formar burbujas en la masa, dales la vuelta para cocinarlos por el otro lado hasta que estén dorados. Si quieres hacerlos más pequeños, vierte por partes y repite el procedimiento hasta que se termine la mezcla.

Panqueques de avena

INGREDIENTES PARA 2 porciones

Ingredientes

4 claras de huevo

⅓ de taza de avena en hojuelas

1 cucharada de linaza molida o de semillas de chía

1 cucharadita de canela en polvo

2 sobres de edulcorante cero calorías

1 cucharadita de esencia de vainilla

Dato *fitness*

Estos panqueques son ideales para el desayuno por tener la combinación perfecta de proteína y carbohidratos: las claras de los huevos son proteínas de gran calidad y bajas en grasa, mientras que la avena es un carbohidrato de bajo índice glucémico que ayuda a bajar el colesterol, controla la glucemia, disminuye el apetito y facilita la pérdida de grasa.

Preparación

1. En la licuadora, integra todos los ingredientes hasta lograr una mezcla homogénea.
2. En una sartén antiadherente a fuego medio-bajo con un poco de aceite en aerosol, vierte una cuarta parte de la mezcla. Cuando se empiecen a formar burbujas en la superficie, dale la vuelta y cocínalo hasta que se dore por el otro lado.
3. Repite el procedimiento hasta que se termine la mezcla.

Panqueques de colágeno

INGREDIENTES PARA 1-2 porciones

Ingredientes

2 huevos + 1 clara

¼ de taza de harina de coco

¼ de taza de harina de avena

⅓ de taza de leche vegetal

1 *scoop* de colágeno sin sabor

1 cucharadita de canela en polvo

Edulcorante al gusto

Preparación

1. Mezcla todos los ingredientes en la licuadora hasta obtener una textura homogénea.
2. En una sartén, a fuego medio, con un poco de aceite en aerosol, vierte la mezcla y, tan pronto se empiecen a formar burbujas en la masa, dales la vuelta para cocinarlos por el otro lado. Cuando estén dorados, retíralos y sírvelos.

> **NOTA:**
> → Puedes agregarle a la mezcla un plátano o ½ taza de arándanos, estos últimos le dan un toque morado y divertido.

Panqueques de dos ingredientes

INGREDIENTES PARA 1 porción

Dato *fitness*

Esta es una receta básica, sencilla, económica y completa, ya que contiene proteína, carbohidratos y grasas de buena calidad.

Ingredientes

2 huevos

1 plátano

Preparación

1. Lleva los ingredientes a la licuadora hasta que se integren bien.
2. En una sartén antiadherente a fuego medio-bajo, vierte la mezcla y cocina 2 minutos por cada lado, hasta que esté dorado.

Panqueques de calabaza y crema de almendras

INGREDIENTES PARA 1-2 porciones

Dato *fitness*

La calabaza es un vegetal bajo en calorías, alto en potasio y antioxidantes, y resulta ideal para mantenerte en forma.

Ingredientes

½ taza de harina de avena

1 huevo + 2 claras

⅓ de taza de calabaza sin cáscara, sin semillas, cortada en cubos y previamente cocida

1 cucharada de crema de almendras

2 sobres de edulcorante cero calorías

1 cucharadita de canela en polvo

Preparación

1. Lleva todos los ingredientes a la licuadora hasta que se integren por completo.
2. En una sartén antiadherente a fuego medio-bajo, vierte la mezcla y, tan pronto se empiecen a formar burbujas en la masa, dales la vuelta para cocinarlos por el otro lado hasta que estén dorados. Si quieres hacerlos más pequeños, vierte por partes y repite el procedimiento hasta que se termine la mezcla.

> **NOTA:**
>
> → Estos panqueques también los puedes consumir en la cena. Te recomiendo sustituir la avena por un *scoop* de proteína de vainilla mezclada con una cucharada de semillas de linaza.

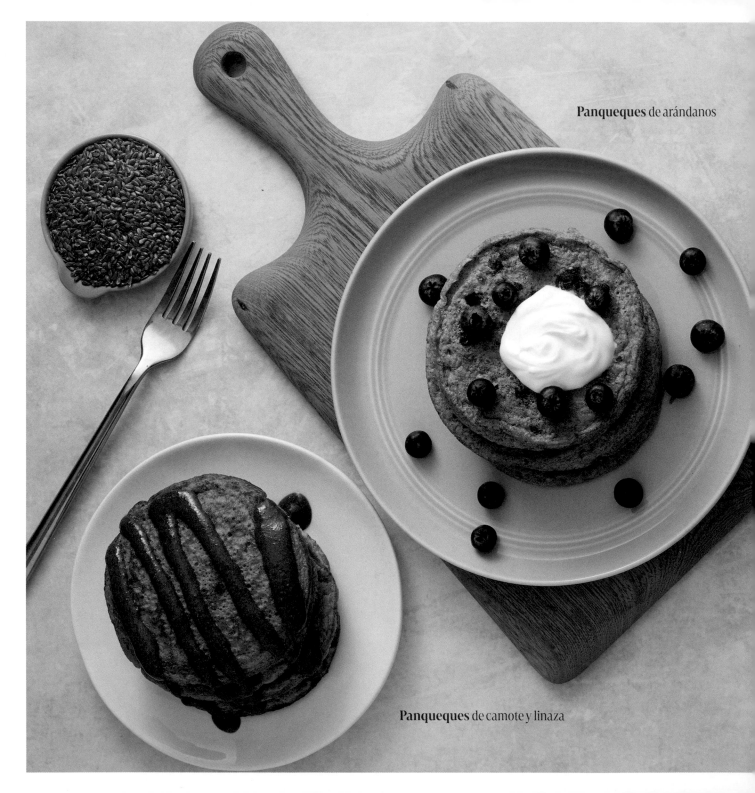

Panqueques de arándanos

Panqueques de camote y linaza

Panqueques de arándanos

INGREDIENTES PARA 2 porciones

Dato *fitness*

Estos panqueques son un desayuno nutritivo y muy fácil de preparar. Los arándanos son una bomba de antioxidantes que pueden ayudar a proteger y mejorar tu salud cardiovascular, entre muchas otras bondades.

Ingredientes

2 huevos + 1 clara

⅓ de taza de avena en hojuelas

1 cucharada de linaza molida

1 cucharadita de canela en polvo

Monk Fruit al gusto

½ taza de leche de almendras o de agua

½ taza de arándanos

Preparación

1. Lleva todos los ingredientes a la licuadora, excepto los arándanos, hasta conseguir una mezcla suave y homogénea.
2. Agrega los arándanos e intégralos con una espátula.
3. En una sartén, a fuego medio, con un poco de aceite en aerosol, vierte poco a poco la mezcla y, tan pronto se empiecen a formar burbujas en la masa, dales la vuelta a los panqueques para cocinarlos por el otro lado. Cuando estén dorados, retíralos y sírvelos.

NOTA:

→ La sartén donde vas a preparar los panqueques debe estar bien caliente para que te queden lo más uniformes posible y la temperatura debe ser media, no muy baja ni muy alta.

→ Si no toleras muy bien la avena o quieres unos panqueques más bajos en carbohidratos, puedes sustituir la harina de avena por harina de coco o de almendras.

Panqueques de camote y linaza

Dato *fitness*

Este desayuno es ideal para quienes son sensibles o intolerantes al gluten; es rico en fibra, delicioso y muy fácil de preparar. Les encantará tanto a los niños como a los adultos.

INGREDIENTES PARA 1-2 porciones

Ingredientes

120 g de camote sin piel y previamente horneado

4 claras de huevo

1 cucharada de semillas de linaza

1 cucharadita de canela en polvo

2 sobres de edulcorante cero calorías

Preparación

1. Lleva todos los ingredientes a la licuadora hasta que se integren bien y logres una mezcla homogénea.
2. En una sartén antiadherente a fuego medio-bajo, vierte la mezcla y, tan pronto se empiecen a formar burbujas en la masa, dales la vuelta para cocinarlos por el otro lado hasta que estén dorados. Si quieres hacerlos más pequeños, vierte por partes y repite el procedimiento hasta que se termine la mezcla.

Panqueques veganos

Dato *fitness*

Esta es una opción supernutritiva y fácil de preparar. Resulta ideal para los veganos o para quienes quieren disminuir su ingesta de proteína animal.

INGREDIENTES PARA 4 porciones

Ingredientes

1 taza de harina de trigo integral (puedes reemplazarla por harina de coco o de avena)

1 cucharada de polvo para hornear

1 cucharadita de canela en polvo

2 cucharadas de aceite de coco

1 plátano hecho puré

3 cucharadas de jarabe de maple o edulcorante al gusto

Preparación

1. Mezcla los ingredientes secos en un recipiente y los húmedos en otro.
2. Poco a poco, y con una espátula, intégralos sin mezclar en exceso.
3. En una sartén a fuego medio previamente engrasada con aceite en aerosol, vierte la mezcla de los panqueques.
4. Cuando se empiecen a formar burbujas en la superficie, voltéalos con cuidado para que se cocinen por el otro lado y, tan pronto como estén dorados, retíralos y sírvelos calientes.

Panqueques de manzana y colágeno

INGREDIENTES PARA 2 porciones

Dato *fitness*

Estos deliciosos y nutritivos panqueques puedes prepararlos para un desayuno familiar, son muy sanos y a todos les van a encantar.

Ingredientes

2 huevos + 1 clara

½ taza de harina de almendras o de trigo sarraceno

1 *scoop* de colágeno sin sabor

⅓ de taza de leche de almendras

Canela en polvo al gusto

Monk Fruit o estevia al gusto

1 manzana roja pelada, cortada a la mitad y sin semillas

Preparación

1. Lleva todos los ingredientes a la licuadora, excepto una mitad de la manzana, hasta lograr una masa suave y homogénea.
2. Corta la manzana restante en trozos pequeños, y, en un recipiente, cocínala en el microondas por un minuto.
3. En una sartén a fuego medio previamente engrasada con aceite en aerosol, vierte la mezcla de los panqueques y distribuye encima los trozos de manzana calientes.
4. Cuando se empiecen a formar burbujas en la superficie, voltéalos con cuidado para que se cocinen por el otro lado. Una vez que estén dorados, estarán ¡listos para comer!

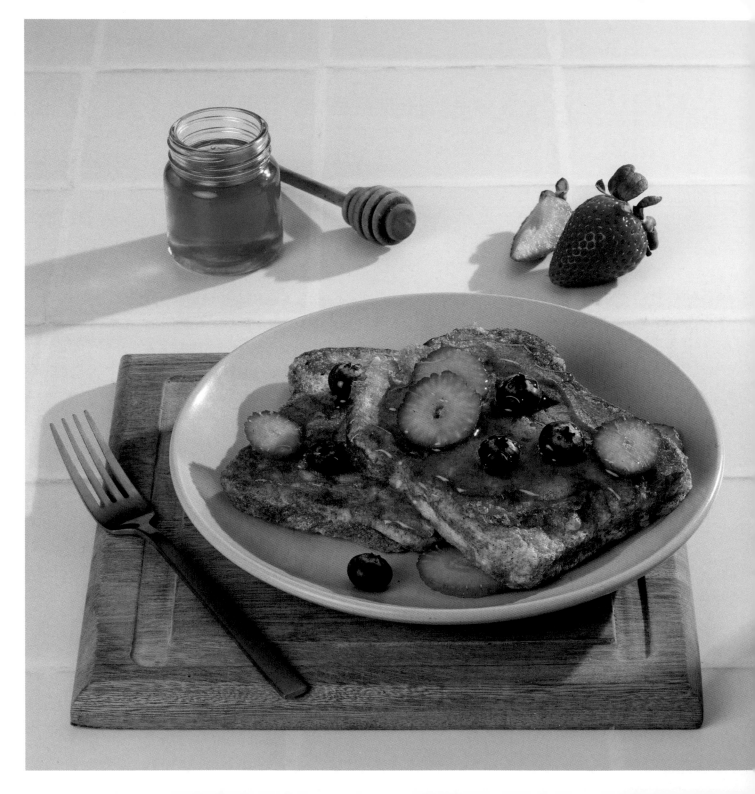

Pan francés *light*

INGREDIENTES PARA 2 unidades

Dato *fitness*

Este pan francés sustituye un desayuno calórico por uno similar, pero más saludable y rico en fibra y proteína.

Ingredientes

3 claras de huevo

1 cucharadita de canela en polvo

2 cucharadas de agua o de leche de almendras

1 *scoop* de proteína de vainilla

2 rebanadas gruesas de pan integral

Preparación

1. En un recipiente amplio, mezcla las claras de huevo con la canela, el agua y la proteína de vainilla.
2. Sumerge las rebanadas de pan integral hasta que absorban bien la mezcla, por ambos lados.
3. En una sartén antiadherente a fuego medio, dora las rebanadas durante 3-4 minutos por cada lado.
4. Sírvelas acompañadas con mermelada o jarabe libre de azúcar.

Waffles proteicos

INGREDIENTES PARA 4 unidades

Ingredientes

1 plátano cortado en trozos

⅓ de taza de harina de almendras

2 huevos + 3 claras

1 cucharadita de canela en polvo

1 cucharadita de esencia de vainilla

½ cucharadita de polvo para hornear

Edulcorante al gusto

1 *scoop* de proteína de coco

Preparación

1. Mezcla todos los ingredientes en la licuadora hasta obtener una textura homogénea.
2. Engrasa la *wafflera* con aceite en aerosol y, a fuego bajo, vierte la mezcla y cocina hasta que los bordes estén doraditos. Retira y disfruta con las frutas y mermeladas de tu preferencia.

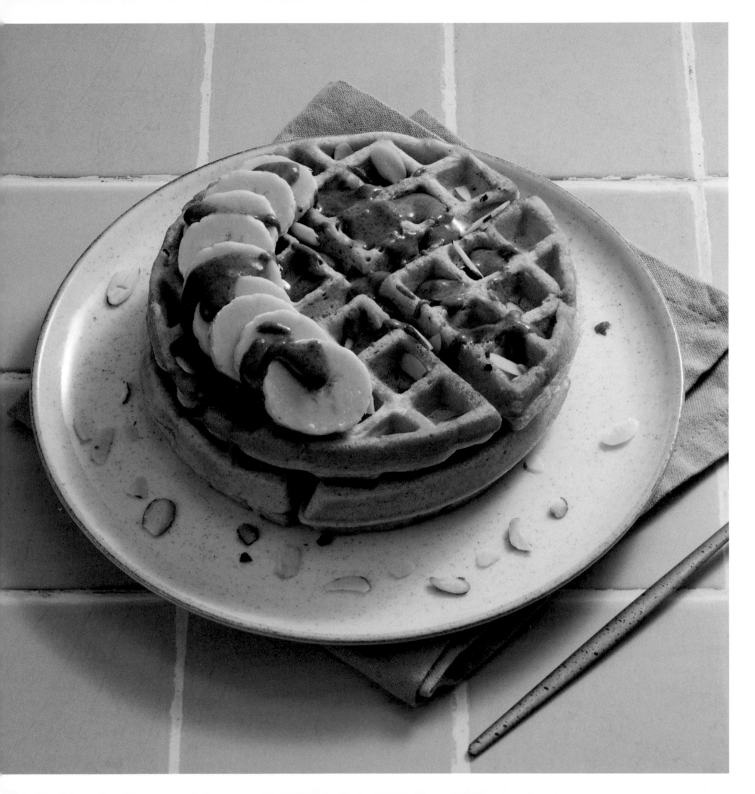

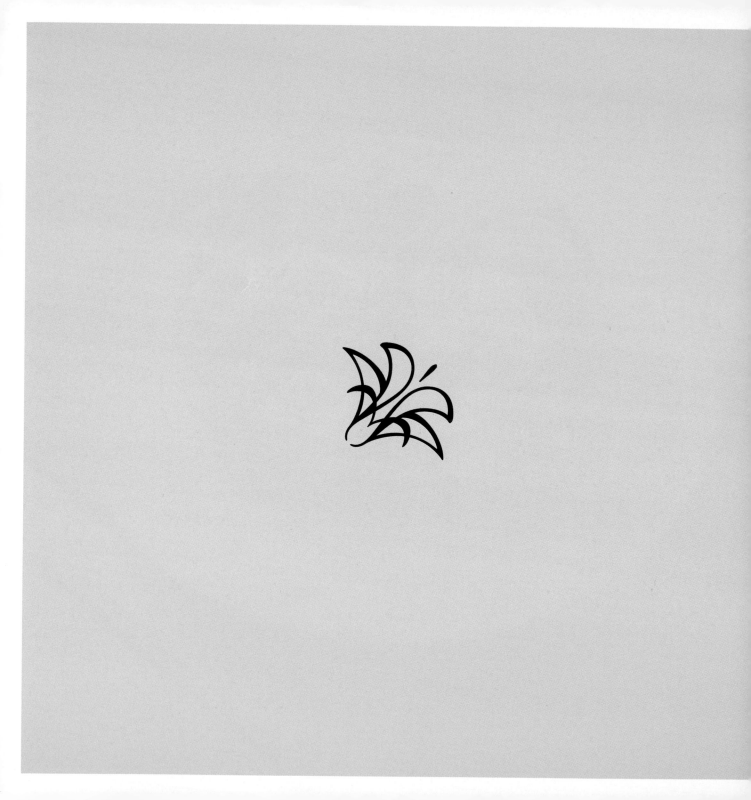

CAPÍTULO 6

Sopas, verduras y guarniciones

Las verduras son nuestra principal fuente de vitaminas, minerales y antioxidantes, y constituyen un aporte importante de fibra. Además, nos ayudan a controlar el apetito —pues aportan mucho volumen pero pocas calorías— y favorecen nuestra salud y composición corporal, sin importar si los consumimos crudos o cocinados.

En este capítulo incluí recetas de sopas, deliciosos purés y diferentes opciones exquisitas para transformar las verduras, que seguro se convertirán en tus favoritas del día a día. Mi objetivo es que aprendas a aprovechar la diversidad de alimentos que te ofrece la tierra, con todo su abanico de colores y sabores, para incorporarlos en tu dieta y disfrutar de sus efectos antioxidantes, recibir toda la vitalidad que traen en su interior, saciar tu apetito con alimentos cargados de beneficios, mejorar la digestión y fortalecer tu sistema inmunológico. ¡Esta es la mejor manera de consentir a tu cuerpo!

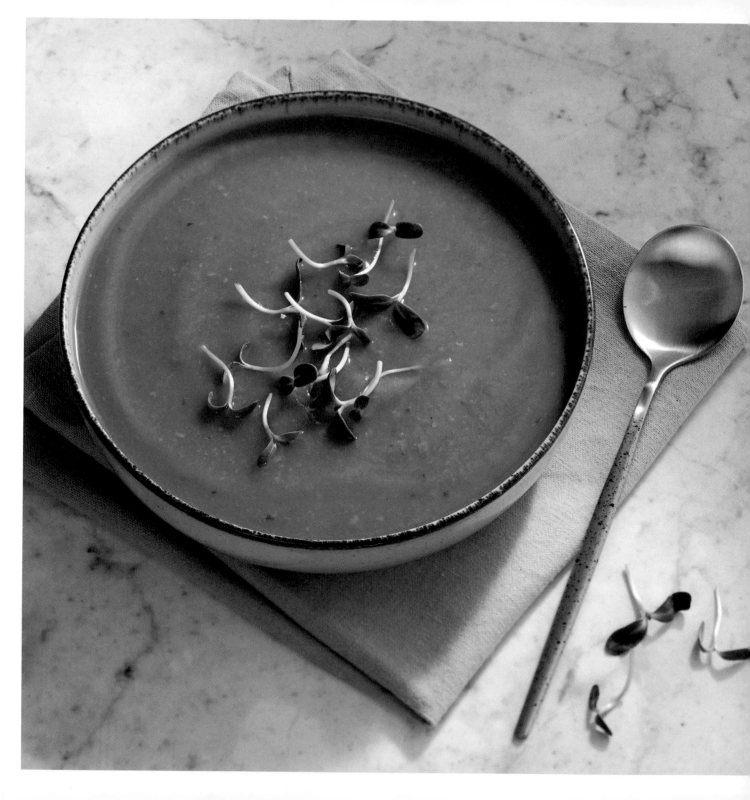

Crema de calabaza

INGREDIENTES PARA 4 porciones

Dato *fitness*

Esta crema de calabaza es espectacular porque puedes comerla a cualquier hora, va muy bien para acompañar muchas comidas, es supernutritiva, baja en calorías y tiene una carga glucémica media.

Ingredientes

½ calabaza grande (1 kilo aproximadamente)

4 tazas de agua

½ tallo de puerro cortado en trozos

½ cebolla cortada en trozos

Cebolla cambray y cilantro al gusto

Sal de mar al gusto

Algunos brotes para decorar

Preparación

1. Corta la calabaza en trozos (con la cáscara para que tenga más fibra) y, en una olla a fuego alto, cocínala con el resto de los ingredientes.
2. Una vez que la calabaza esté tierna, apaga el fuego y deja enfriar un poco.
3. Lleva todo el contenido a la licuadora y procesa hasta lograr una textura suave y homogénea.
4. Regresa la mezcla a la olla para que se reduzca un poco y quede cremosa.
5. Decora con los brotes de tu preferencia.

Sopa de pescado y camarones

INGREDIENTES PARA 6-8 porciones

Dato *fitness*

Esta sopa es una de mis recetas favoritas y la tomé de mi mamá. Es muy ligera, baja en grasas y carbohidratos.

Preparación

EL **CALDO**

1. En una olla grande, a fuego medio, calienta el agua y cocina la cabeza y el espinazo de pescado con el laurel, el ajo, las cebollas, la zanahoria, la cebolla cambray, un poco de sal y granos de pimienta, durante 30-40 minutos. Deja enfriar y pasa por un colador.

LA **SOPA**

1. En una olla grande, a fuego medio-alto, calienta el caldo.
2. En un recipiente, tritura los jitomates enlatados y mézclalos con la salsa de jitomate, la paprika y el chile en polvo. Agrega esta mezcla a la olla que contiene el caldo.
3. Añade la cebolla, el pimiento y la cebolla cambray, deja hervir por 20 minutos.
4. Cuando el pimiento se haya suavizado, agrega los cubos de pescado y cocina 10 minutos más.
5. Adiciona los camarones, los champiñones y el cilantro. Tapa y cocina por 5 minutos más.
6. Rectifica la sal y la pimienta y sirve con los cubos de aguacate.

Ingredientes

PARA **EL CALDO**

4 tazas de agua

1 cabeza y 1 espinazo de pescado (róbalo o mero)

3 hojas de laurel

1 diente de ajo

1 tallo de puerro picado

½ taza de cebolla picada

1 taza de zanahoria pelada y cortada en cubos pequeños

1 ½ tazas de cebolla cambray picada

Sal gruesa y pimienta en grano, al gusto

PARA **LA SOPA**

4 tazas de caldo de pescado

2 latas de 800 g de jitomates pelados

2 cucharadas de salsa de jitomates

1 cucharadita de paprika

1 cucharadita de chile en polvo

1 taza de cebolla picada

1 taza de pimiento rojo cortado en cubos pequeños

1 taza de cebolla cambray picada

2 filetes grandes de pescado blanco de 200 g cada uno (róbalo o mero) cortados en cubos medianos

1 kg de camarones grandes, crudos, pelados y limpios

2 tazas de champiñones cortados en rodajas

½ taza de cilantro picado

Sal y pimienta al gusto

1 taza de aguacate cortado en cubos medianos

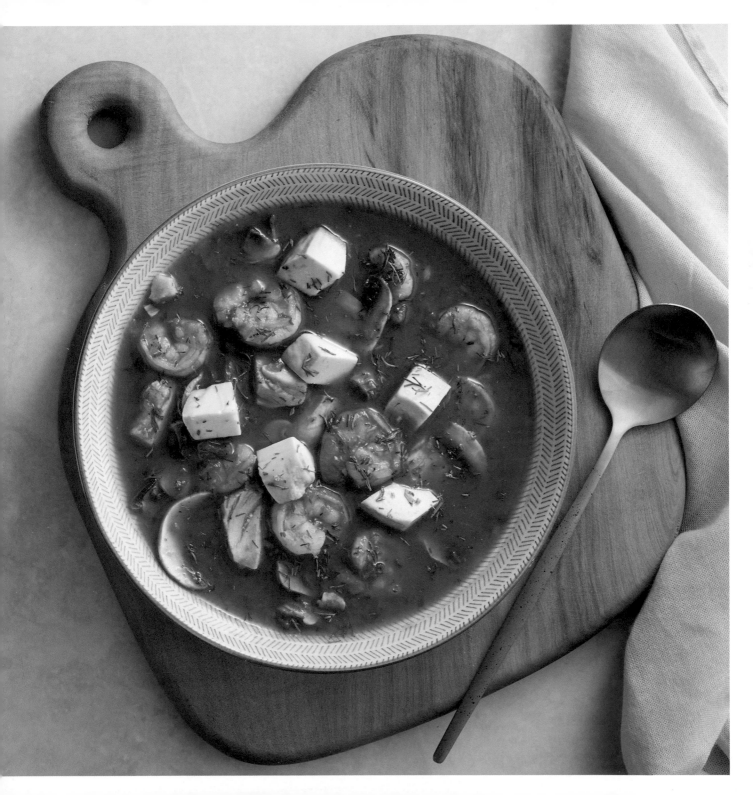

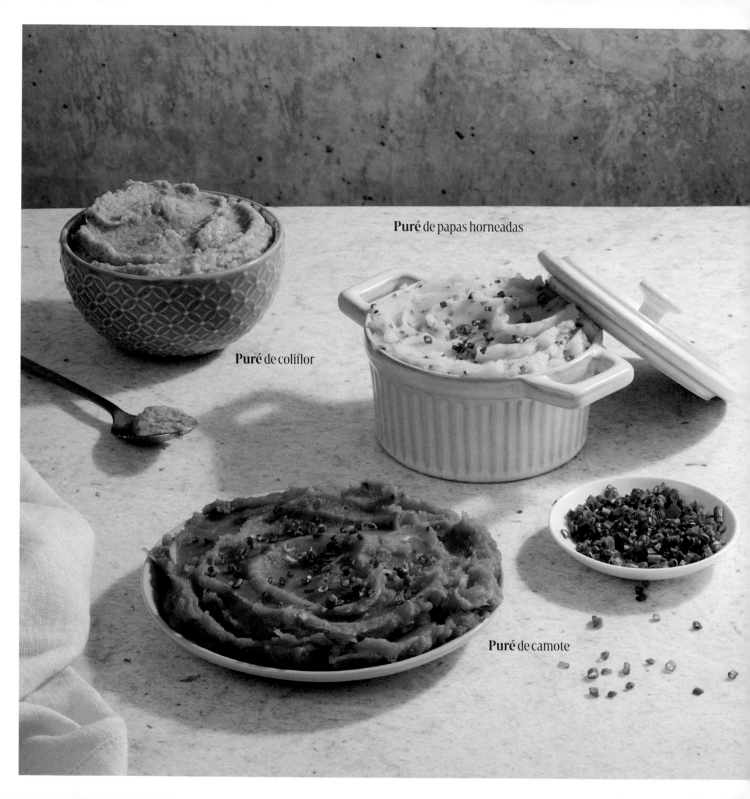

Puré de papas horneadas

Puré de coliflor

Puré de camote

Puré de camote

INGREDIENTES PARA 2-3 porciones

Dato *fitness*

Este puré es una alternativa más balanceada que el puré de papa tradicional. Es importante que hornees los camotes, pues si los cocinas su índice glucémico se eleva y esto genera una mayor respuesta de insulina.

Ingredientes

4 camotes medianos

1 manzana verde pelada y rallada

2 cucharadas de leche de almendras

Sal y pimienta al gusto

¼ de taza de cebolla cambray picada

Preparación

1. Hornea los camotes enteros de 35 a 45 minutos a 190 °C/375 °F.
2. Lleva la manzana rallada al microondas durante 2 minutos.
3. Retira la piel de los camotes horneados.
4. En un recipiente, tritura los camotes junto con la manzana.
5. Agrega la leche de almendras y continúa mezclando hasta lograr una consistencia de puré.
6. Añade sal, pimienta, y, por último, la cebolla cambray.
7. Cambia el puré a un refractario y hornéalo durante 20 o 30 minutos.

Puré de coliflor

INGREDIENTES PARA 4 porciones

Dato *fitness*

Esta receta es muy baja en calorías y carbohidratos y brinda sensación de saciedad.

Ingredientes

3 tallos de puerros cortados en rodajas

3 tazas de coliflor previamente cocido al vapor o cocinado

¼ de taza de caldo de verduras

Sal de mar y pimienta al gusto

Preparación

1. Precalienta el horno a 190 °C/375 °F.
2. En una sartén a fuego medio con un poco de aceite en aerosol, saltea los puerros hasta que blanqueen un poco.
3. En la licuadora, mezcla la cebolla con la coliflor, el caldo de verduras, la sal y la pimienta. Si prefieres que quede un poco más espeso, reduce la cantidad de caldo.
4. Pon la mezcla en un molde y hornea hasta que se dore.

Puré de papas horneadas

INGREDIENTES PARA 2 porciones

Dato *fitness*

Las papas son un carbohidrato complejo de alto índice glucémico, ideales para quienes buscan aumentar su masa muscular durante el entrenamiento. Son ricas en vitamina C, un potente antioxidante.

Ingredientes

4 papas grandes peladas

3 dientes de ajo

2 cucharadas de cebolla cambray

1 cucharada de aceite de oliva

⅓ de taza de caldo de verduras

Sal y pimienta al gusto

Preparación

1. Hornea las papas enteras de 35 a 45 minutos a 190 °C/375 °F.
2. Aparte, hornea los dientes de ajo con la cebolla cambray y el aceite de oliva, durante 20 minutos o hasta que estén dorados y suaves. Retira del horno y deja enfriar.
3. En una olla, a fuego alto, calienta el caldo hasta que hierva.
4. Tritura las papas cocidas para preparar el puré y agrega los ajos y la cebolla cambray.
5. Poco a poco, ve añadiendo el caldo hasta lograr una consistencia de puré.
6. Salpimenta al gusto y cambia la mezcla a un molde refractario para llevarla al horno hasta que se dore por encima.

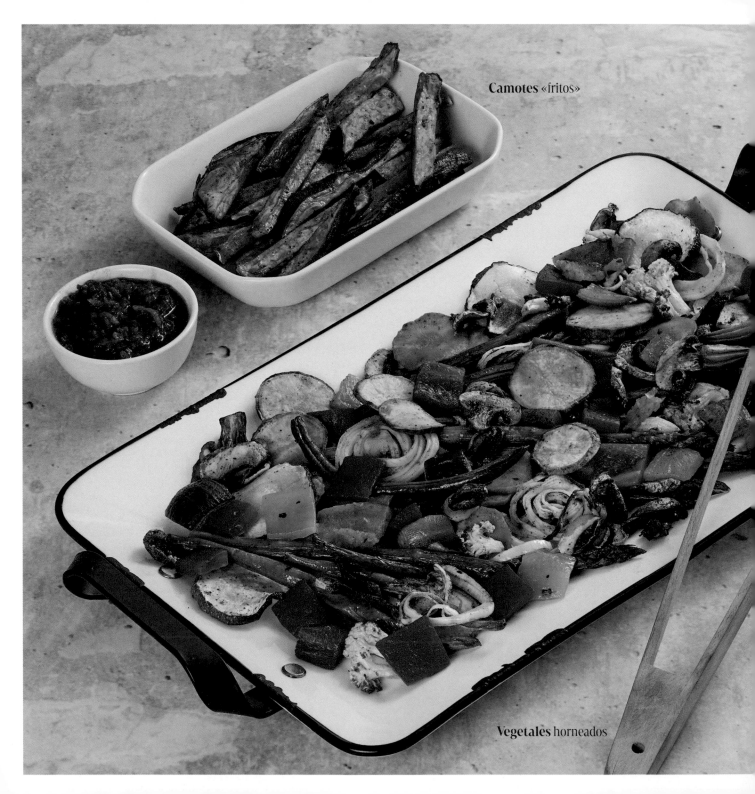

Camotes «fritos»

Vegetales horneados

Camotes «fritos»

INGREDIENTES PARA 2 porciones

Dato *fitness*

El camote es, sin duda, uno de mis alimentos preferidos. Es un carbohidrato hipoalergénico, rico en fibra y antioxidantes, y bajo en carga glucémica.

Ingredientes

4 camotes medianos con piel, muy bien lavados

1 cucharadita de sal de mar

Pimienta molida al gusto

1 cucharadita de chile en polvo

2 cucharadas de aceite de oliva o en aerosol

Preparación

1. Precalienta el horno a 180 °C/360 °F.
2. Corta los camotes en tiras largas de 1 cm de grosor aproximadamente.
3. Llévalas a una bolsa hermética junto con la sal, la pimienta y el chile. Ciérrala y sacúdela para que todo se integre bien.
4. En una bandeja apta para horno, agrega el aceite de oliva y distribuye las tiras. Hornea por 30 minutos y retira.

Vegetales horneados

INGREDIENTES PARA 4 porciones

Ingredientes

2 tazas de mezcla de vegetales (sugerencias: ejotes, espárragos, camote, zanahoria, coliflor, hongos, pimiento, cebolla, calabacita, puerro, calabaza)

Aceite de oliva al gusto

Ajo y chile en polvo al gusto

Sal de mar al gusto

Preparación

1. Lava muy bien los vegetales, pela aquellos que lo necesiten y córtalos en tiras o rodajas, según el vegetal.
2. En una bandeja apta para horno, vierte un poco de aceite de oliva.
3. Distribuye los vegetales y espolvoréales el ajo, el chile y la sal de mar.
4. Hornéalos a 200 °C/400 °F de 7 a 10 minutos y ¡listo!

Coliflor al *curry*

INGREDIENTES PARA 2 porciones

Dato *fitness*

El *curry* tiene propiedades anticancerígenas, pues contiene cúrcuma que desintoxica y es antibacterial. Esta receta es baja en carbohidratos, rica en grasas buenas y ayuda a controlar el apetito.

Ingredientes

½ taza de crema de nueces mixtas

2 cucharaditas de *curry* en polvo

2 cucharadas de aceite de oliva

Sal al gusto

1 cabeza de coliflor, separados los arbolitos

½ taza de almendras fileteadas

Preparación

1. Precalienta el horno a 180 °C/360 °F.
2. En un recipiente, mezcla la crema de nueces con el *curry*, el aceite de oliva y la sal.
3. Agrega los arbolitos de coliflor crudos y las almendras y revuelve muy bien.
4. Distribuye todo en un molde o en una bandeja y hornea (en la parte superior del horno). Dales la vuelta y continúa la cocción hasta que estén dorados por todos lados. El procedimiento toma alrededor de 10 minutos.

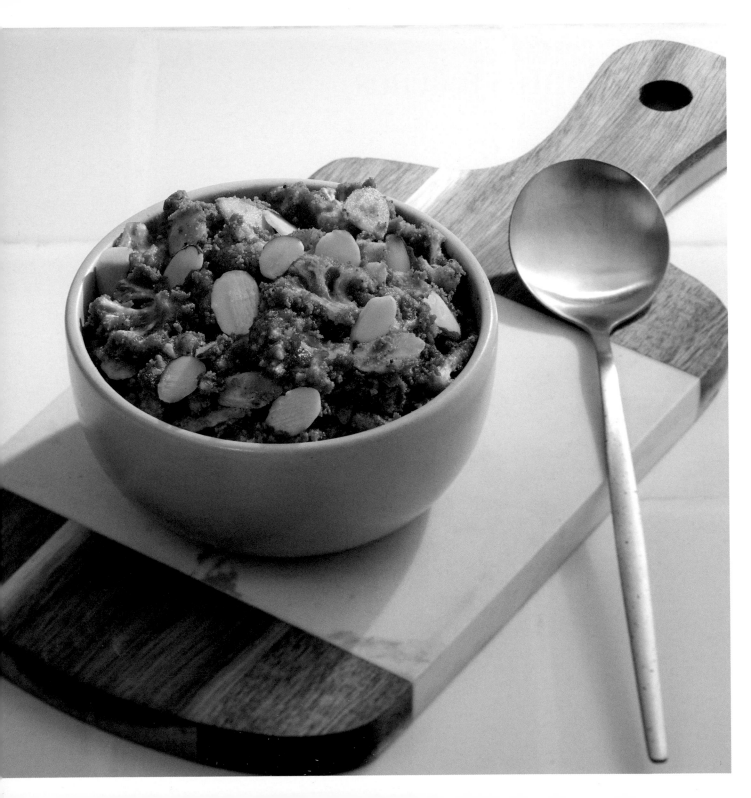

Pimientos rellenos

INGREDIENTES PARA 2 porciones

Dato *fitness*

El pimiento es un vegetal bajo en calorías, rico en fibra y antioxidantes, y aporta un 300 % de las recomendaciones de consumo diario de vitamina C. Si eres vegetariano, puedes sustituir el pollo por quinoa cocida y guisada con los mismos vegetales.

Ingredientes

2 pimientos amarillos o rojos

2 cucharadas de aceite de oliva o en aerosol

½ cebolla picada

2 tallos de puerros picados

1 diente de ajo machacado

½ zanahoria pelada y rallada

2 tazas de pechuga de pollo previamente cocida y desmenuzada

Sal y pimienta al gusto

2 cucharadas de queso de cabra rallado (opcional)

Preparación

1. Precalienta el horno a 190 °C/375 °F.
2. Corta la parte superior de los pimientos y retira las venas y las semillas.
3. En una sartén, a fuego medio, calienta el aceite de oliva y saltea las cebollas, el ajo y la zanahoria. Una vez que estén cocidos, agrega el pollo, la sal y la pimienta.
4. Rellena ambos pimientos con esta mezcla y finaliza con el queso de cabra.
5. Llévalos a un molde y hornea durante 45-50 minutos o hasta que los pimientos estén tiernos.

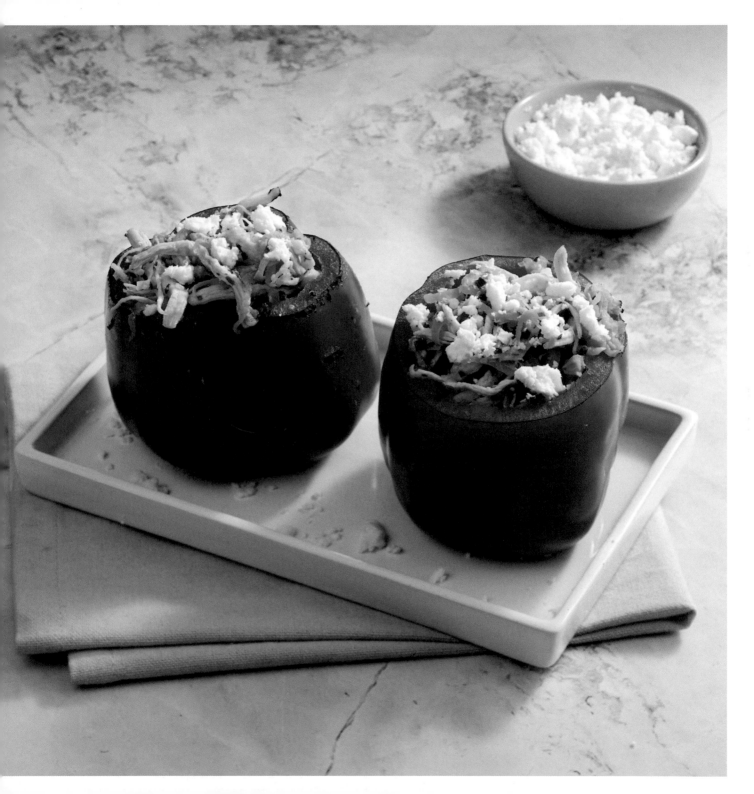

CAPÍTULO 7

Proteínas

¡La proteína es mi macronutriente favorito! Es importantísima para nuestra salud y composición corporal. Su función es estructural: forma enzimas, hormonas, tejidos, es vital para la salud de nuestra piel, pelo y masa muscular, y ayuda a controlar el apetito mejor que cualquier otro macronutriente.

A continuación encontrarás un capítulo lleno de sabor y de alternativas muy variadas para preparar tus proteínas en forma de croquetas, hamburguesas, brochetas, albóndigas y hasta pizzas; estoy segura de que te gustarán tanto, que se convertirán en las protagonistas de la mesa en tu día a día. ¡Recuerda que una alimentación balanceada es fundamental para el buen funcionamiento de tu cuerpo!

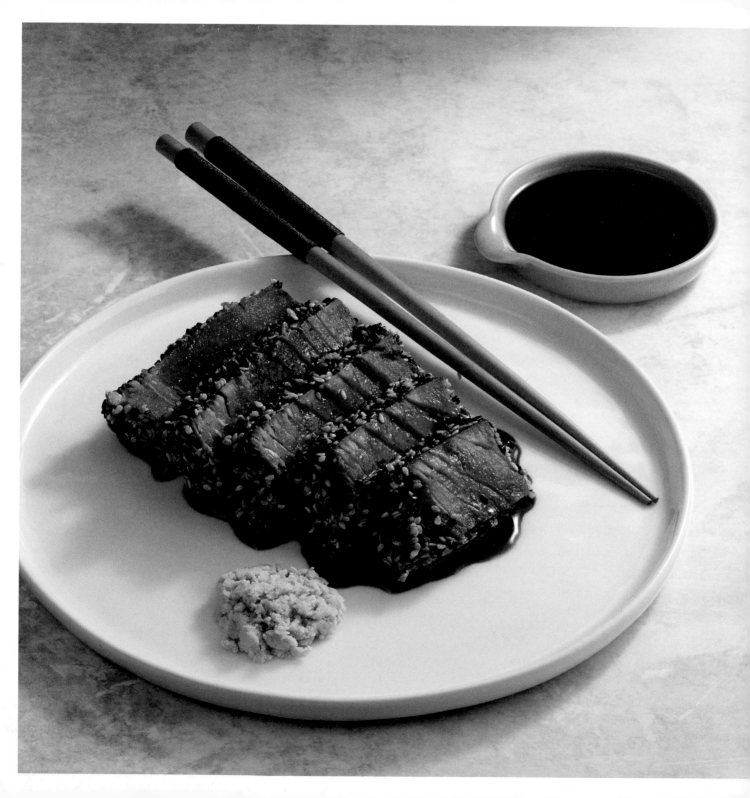

Atún sellado con ajonjolí

INGREDIENTES PARA 4 porciones

Dato *fitness*

El atún es una excelente fuente de proteína, además de ser bajo en grasa y calorías. Si tienes como propósito perder grasa, reemplaza la miel por un sobre de edulcorante cero calorías.

Ingredientes

¼ de taza de salsa de soya baja en sodio

1 cucharada de *mirin* (condimento japonés)

1 cucharada de miel de abeja

2 cucharadas de aceite de ajonjolí

1 cucharada de vinagre de arroz

½ taza de semillas de ajonjolí

4 filetes de atún de 180 g, aproximadamente

Pasta de *wasabi*, al gusto

Preparación

1. En un recipiente, mezcla la salsa de soya con el *mirin*, la miel y el aceite de ajonjolí. Divídelo en dos recipientes por partes iguales y, a una de ellas, añádele el vinagre de arroz y reserva (esta será la salsa del atún).
2. En otro recipiente amplio, agrega las semillas de ajonjolí.
3. Pasa los filetes de atún por el recipiente que contiene la mezcla de soya sin vinagre, y luego pásalos por las semillas de ajonjolí hasta cubrirlos por completo.
4. En una sartén caliente a fuego medio con un poco de aceite en aerosol, asa los filetes de atún cubiertos con ajonjolí, durante 30 segundos por cada lado.
5. Sirve los filetes acompañados de la salsa con vinagre que reservaste y un poco de *wasabi*.

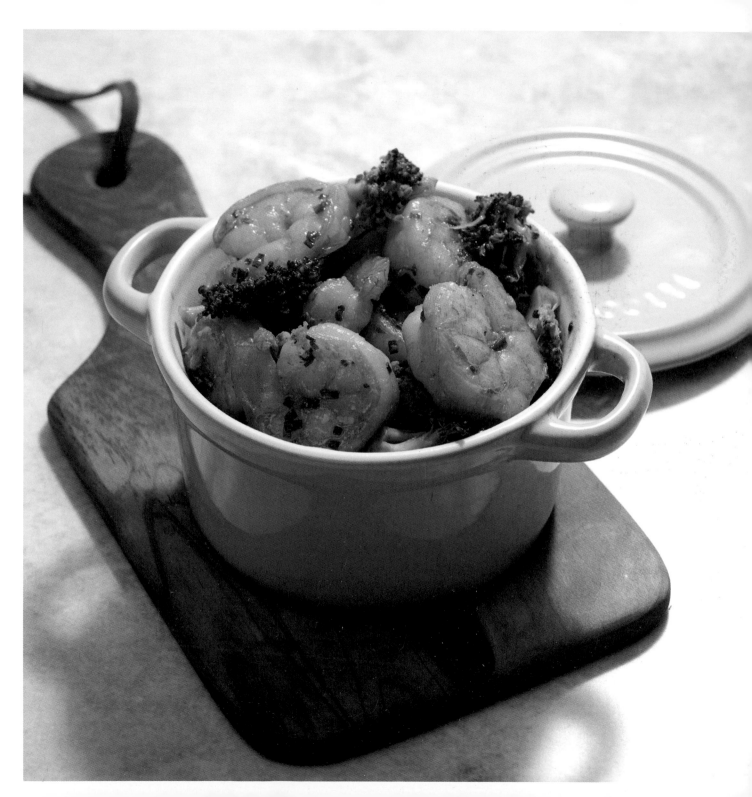

Camarones orientales

INGREDIENTES PARA 2 porciones

Dato *fitness*

Los camarones son bajos en calorías y grasas: 100 gramos de camarones aportan solo 100 calorías. Este plato es muy rico en proteína y bajo en carbohidratos.

Ingredientes

1 cucharada de aceite de canola

⅓ de taza de cebolla cambray picada

3 dientes de ajo picados

1 cucharada de jengibre fresco finamente picado

500 g de camarones medianos limpios

2 tazas de brócoli, separados los arbolitos, previamente cocidos al vapor

2 cucharadas de salsa de soya baja en sodio

1 cucharada de miel de abeja

1 cucharada de vinagre de arroz

Preparación

1. En una sartén, a fuego medio, calienta el aceite y saltea la cebolla cambray, el ajo y el jengibre durante un minuto.
2. Agrega los camarones y revuelve constantemente. Cuando se tornen rosados, agrega los arbolitos de brócoli y cocina por 2 minutos más.
3. Vierte la salsa de soya, la miel y el vinagre. Cocina un minuto y sirve de inmediato.

Cartoccio de pescado

INGREDIENTES PARA 1 porción

Ingredientes

1 filete de pescado blanco de 200 g aprox.
(pargo, lenguado, mero, lubina)

1 diente de ajo machacado

Sal de mar y pimienta al gusto

½ taza de puerro cortado en láminas
delgadas

½ zanahoria pelada y cortada en tiras
delgadas

¼ de cebolla cortada en julianas

½ calabacita cortada en tiras delgadas

⅓ de taza de jitomates *cherry*

1 cucharada de cilantro picado

1 cucharadita de perejil deshidratado

2 cucharadas de aceite de oliva

Preparación

1. Precalienta el horno a 200 °C/390 °F.
2. Sobre un trozo grande de papel encerado o de aluminio, coloca el filete de pescado en el centro y condiméntalo con el ajo, sal y pimienta.
3. En un recipiente, mezcla todas las verduras y las hierbas con el aceite de oliva, salpimenta, integra todo muy bien y agrégalo sobre el pescado.
4. Cierra el papel de tal forma que quede como una medialuna muy grande, con suficiente espacio, y séllalo doblando las esquinas con pequeños pliegues superpuestos por todos los lados.
5. Hornea durante 30 minutos y sirve de inmediato.

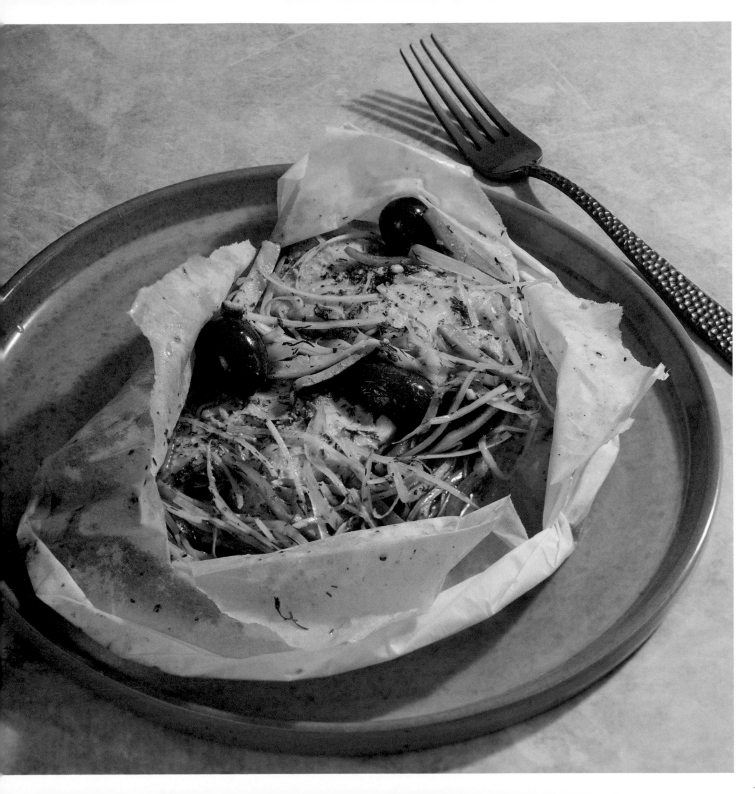

Salmón con limón y romero

INGREDIENTES PARA 4-6 porciones

Ingredientes

1 filete de salmón de 1 kg

2 cucharadas de aceite de oliva

2 limones amarillos cortados en rodajas

4 ramas de romero

3 dientes de ajo machacados

Sal de mar y pimienta al gusto

Preparación

1. Precalienta el horno a 190 °C/375 °F.
2. En un trozo grande de papel de aluminio vierte una cucharada de aceite de oliva, distribuye las rodajas de limón y 2 ramas de romero, y acomoda el filete de salmón, de tal forma que puedas cubrirlo con el mismo papel.
3. Sobre el salmón, agrega el ajo, el aceite de oliva y las ramas de romero restantes y salpimenta al gusto.
4. Cubre muy bien el salmón con el papel de aluminio de forma que no quede ningún orificio, y hornéalo por 15 minutos.
5. Retira, destapa el papel de aluminio y regresa el salmón al horno en la función *broil* para que se dore por encima, de 3 a 4 minutos.

> **NOTA:**
>
> → Recuerda que cada horno es diferente, así que es importante que, en el último paso, estés pendiente del salmón para que no se vaya a secar.

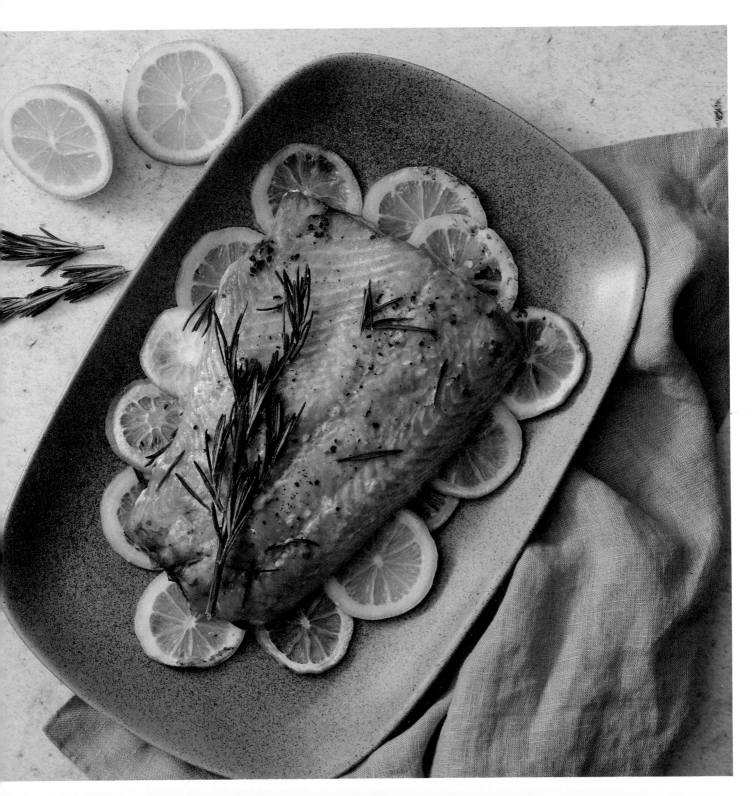

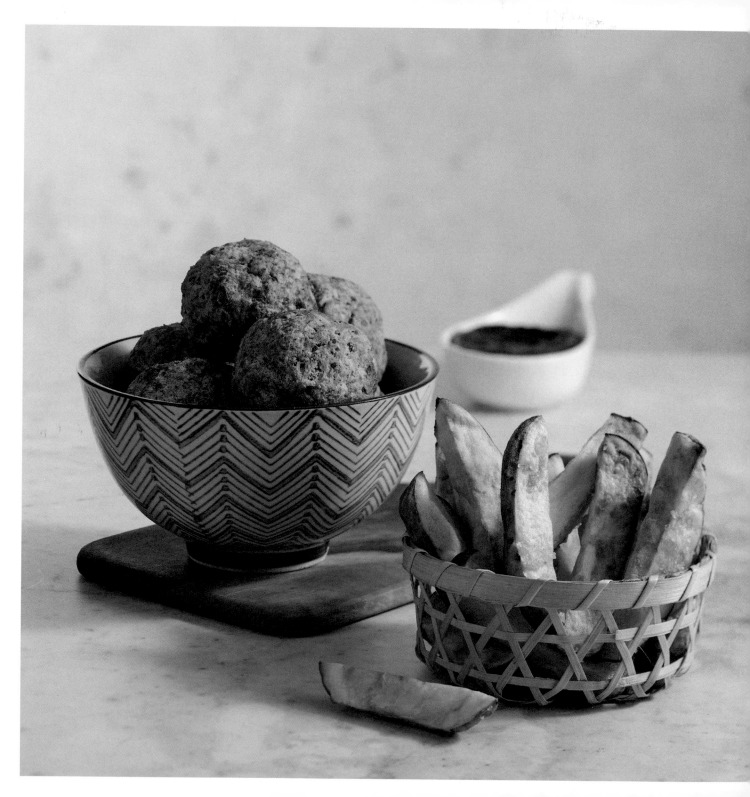

Croquetas de atún y papas «fritas»

INGREDIENTES PARA 4-5 porciones

Dato *fitness*

Esta comida queda deliciosa y las croquetas les encantan a todos. Los más pequeños las disfrutan al máximo.

Ingredientes

PARA **LAS CROQUETAS DE ATÚN**

2 latas de atún en agua de 130 g

1 lata de atún en aceite de oliva de 130 g

1 zanahoria pelada y rallada

2 cucharadas de cebolla picada

1 cucharadita de cilantro picado

2 huevos

1 cucharada de mayonesa *light*, opcional

⅓ de taza de *panko* libre de gluten

2 cucharadas de linaza molida

PARA **LAS PAPAS «FRITAS»**

3-4 papas grandes

Aceite de oliva al gusto

Sal al gusto

Preparación

LAS **CROQUETAS**

1. Lleva todos los ingredientes al procesador de alimentos hasta lograr una textura homogénea. Esta mezcla se pega un poco en las manos, pero es importante que no te quede ni muy seca ni muy aguada, ve ajustándola bien ya sea con más agua o con más *panko*; y recuerda que la linaza va absorbiendo agua poco a poco.
2. En una sartén, a fuego medio, calienta un poco de aceite de oliva. Arma cada croqueta del tamaño deseado y cuécelas hasta que estén doradas por todos los lados.

LAS **PAPAS «FRITAS»**

1. Lava muy bien las papas, con piel, y córtalas en tiras medianas.
2. En un recipiente con agua fría, sumerge las papas durante una hora para que suelten el almidón y queden más crujientes.
3. Retíralas, escúrrelas y sécalas con papel absorbente.
4. Con una brocha, úntales un poco de aceite de oliva y espolvoréales sal. Llévalas a la freidora de aire a 200 °C/390 °F durante 12-15 minutos o hasta que estén doradas.
5. Retira y deja reposar sobre papel absorbente.

> **NOTA:**
> → Puedes espolvorear las papas con un poco de perejil seco, queso parmesano rallado o el *topping* de tu preferencia.

Hamburguesa de salmón

Hamburguesa de pollo

Hamburguesa de pavo

Hamburguesa de pollo

INGREDIENTES PARA 4 hamburguesas

Dato *fitness*

La pechuga de pollo es una fuente rica en proteína.
Esta receta es ligera y deliciosa.

Ingredientes

800 g de pechuga de pollo molida

1 pimiento rojo finamente picado

1 cebolla finamente picada

½ taza de puerro picado

2 dientes de ajo machacados

⅓ de taza de cebolla cambray picada

2 chiles picados

1 zanahoria pelada y rallada

1 huevo

Sal y pimienta al gusto

8-10 hojas de lechuga italiana

Mostaza Dijon al gusto

Alfalfa al gusto

Preparación

1. En un recipiente, mezcla el pollo molido con el pimiento, las cebollas, el ajo, la cebolla cambray, los chiles y la zanahoria.
2. Agrega el huevo, salpimenta al gusto e integra todo muy bien.
3. Forma las hamburguesas y, en una plancha caliente, ásalas por ambos lados hasta que estén bien cocidas.
4. Toma una hoja de lechuga, agrega un poco de mostaza y de alfalfa, y finaliza con la hamburguesa de pollo. Envuélvela y sírvela como una hamburguesa.

Hamburguesa de salmón

INGREDIENTES PARA 2 porciones

Dato *fitness*

El salmón es un alimento rico en omega 3, grasa esencial que previene los procesos inflamatorios en el cuerpo, ayuda a disminuir el colesterol, acelera el metabolismo, contribuye a la pérdida de grasa y al aumento de masa muscular. Asimismo, regula la glucemia y el apetito. Si la vas a consumir a la hora del almuerzo, te sugiero acompañarla con una porción de quinoa.

Preparación

1. Lleva todos los ingredientes al procesador de alimentos y mezcla hasta que el salmón quede molido y la textura sea homogénea.
2. Arma las hamburguesas y, en una plancha a fuego medio, ásalas por ambos lados hasta que estén doradas.

Ingredientes

500 g de salmón fresco

3 cucharadas de avena en hojuelas

⅓ de taza de cebolla picada

1 cucharada de yogur griego

2 cucharadas de mostaza Dijon

Sal de mar y pimienta al gusto

Hamburguesa de atún

INGREDIENTES PARA 3-4 porciones

Dato *fitness*

El atún es muy bajo en calorías, rico en omega 3 y resulta una excelente fuente de proteína. Puedes acompañar estas hamburguesas con quinoa, vegetales o arroz integral.

Preparación

1. En un recipiente, desmenuza muy bien el atún e intégralo con el resto de los ingredientes.
2. Arma las hamburguesas y, en una bandeja apta para horno, hornéalas a 180 °C/360 °F de 20 a 30 minutos o hasta que se doren.

Ingredientes

1 lata de atún en agua de 130 g

⅓ de taza de cebolla finamente picada

⅓ de jitomate finamente picado

1 cucharadita de cebolla cambray finamente picada

1 cucharada de puerro finamente picado

⅓ de taza de zanahoria pelada y rallada

1 cucharada de pimiento rojo o amarillo finamente picado

1 clara de huevo

Hamburguesa de pavo

INGREDIENTES PARA 4 porciones

Dato *fitness*

Esta hamburguesa es una opción deliciosa y nutritiva. Si deseas, puedes consumirla con pan integral de hamburguesa o, en una versión más saludable, reemplazarlo por hongos *portobello* asados u hojas grandes de lechuga.

Ingredientes

1 kg de pavo molido

1 huevo batido

2 dientes de ajo machacados

1 cucharada de salsa inglesa

2 cucharadas de perejil picado

Sal y pimienta negra recién molida, al gusto

Preparación

1. En un recipiente, mezcla todos los ingredientes y arma las hamburguesas.
2. En una plancha o una sartén a fuego medio, asa las hamburguesas hasta que estén doradas por ambos lados.

> **NOTA:**
>
> → Puedes ponerles una rebanada de queso *mozzarella* o vegano aun estando en la plancha para que se derrita.
>
> → Ingredientes imprescindibles para mí en una hamburguesa: queso derretido, mayonesa, pepinillos, cebolla, jitomate, lechuga y mostaza.

Lomo con hongos *portobello*

INGREDIENTES PARA 3-4 porciones

Dato *fitness*

El lomo de res y los hongos *portobello* aportan aminoácidos, que son necesarios para mantenerte en forma y saludable. Si lo consumes en la comida, acompáñalo con quinoa, arroz integral, camote al horno o sémola; y si es para cenar, te sugiero servirlo con verduras cocidas al vapor o ensalada verde.

Ingredientes

500 g de lomo de res

Sal de mar y pimienta molida al gusto

500 g de hongos *portobello* cortados en láminas

½ taza de puerro picado

¾ de taza de cebolla picada

2 dientes de ajo machacados

1 cucharada de vinagre balsámico

2 cucharadas de perejil fresco picado

Preparación

1. Sazona el lomo con sal y pimienta al gusto. En una sartén a fuego medio-alto o en la parrilla, séllalo por ambos lados (si te gusta a término medio, ásalo 3 minutos por cada lado, de lo contrario ve revisando hasta lograr el término deseado). Retira y déjalo reposar.
2. En una sartén a fuego medio con un poco de aceite en aerosol saltea los hongos con las cebollas y el ajo. Revuelve constantemente durante 5 minutos hasta que se ablanden los hongos y la cebolla se torne transparente. Agrega un poco de sal, pimienta y el vinagre balsámico, y continúa la cocción por 30 segundos más.
3. Añade el perejil y retira del fuego.
4. Corta el lomo en medallones de 2 centímetros aproximadamente.
5. Sirve cada medallón de lomo y, encima, una porción de la mezcla de hongos.

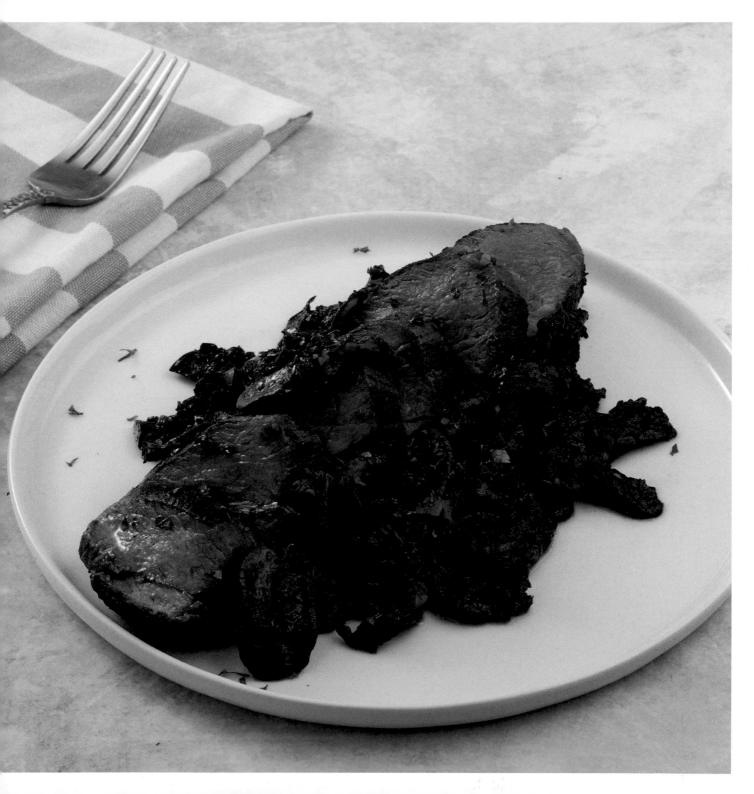

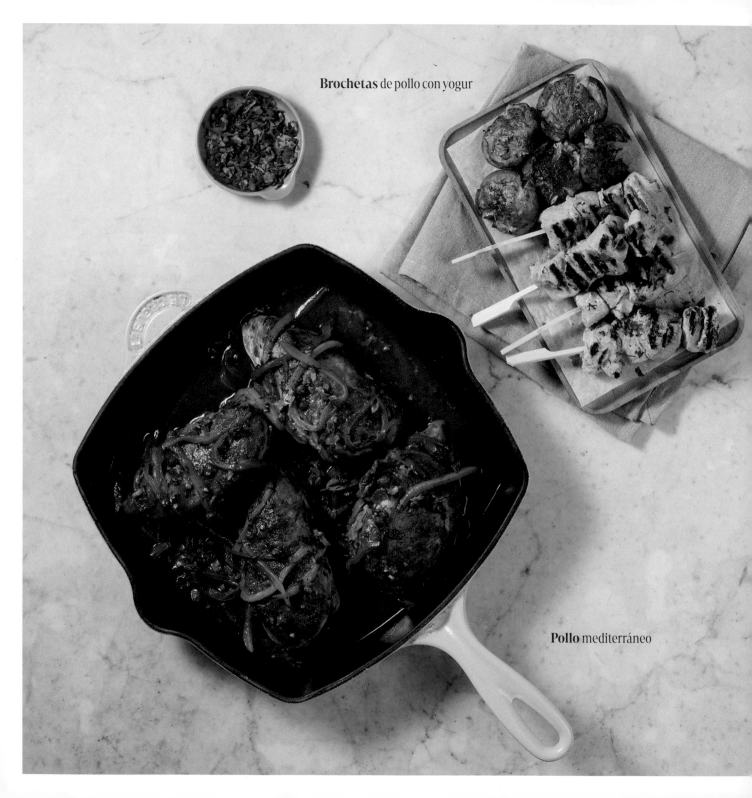

Brochetas de pollo con yogur

Pollo mediterráneo

Pollo mediterráneo

INGREDIENTES PARA 8 porciones

Dato *fitness*

Esta receta es rica en proteína y baja en carbohidratos. Puedes acompañarla con vegetales asados o con una buena ensalada para la cena, y con camote al horno o arroz integral para la comida. Si buscas reducir calorías, sustituye el aceite por aerosol antiadherente a base de aceite de oliva.

Ingredientes

4 pechugas de pollo sin piel, con hueso

Sal y pimienta molida al gusto

2 cucharadas de aceite de oliva

1 pimiento amarillo cortado en julianas

1 pimiento rojo cortado en julianas

100 g de jamón serrano o *prosciutto* picado

2 dientes de ajo picados

1 lata de 450 g de jitomates pelados

⅓ de taza de vino blanco

1 cucharadita de orégano fresco picado

1 cucharadita de tomillo fresco picado

¾ de taza de caldo de verduras o de pollo

2 cucharadas de alcaparras pequeñas

¼ de taza de perejil picado

Preparación

1. Condimenta las pechugas de pollo con sal y pimienta, y pártelas por la mitad sin deshuesarlas.
2. En una sartén grande a fuego medio, calienta el aceite de oliva y asa las pechugas hasta que se doren por encima. Retíralas y reserva.
3. En la misma sartén, cocina los pimientos y el jamón serrano, saltea por 5 minutos hasta que el pimiento esté blando y dorado y el jamón crujiente.
4. Agrega el ajo y cocina por un minuto más.
5. Luego, añade los jitomates y tritúralos ligeramente con un tenedor.
6. Añade el vino y las hierbas.
7. Incorpora nuevamente el pollo, vierte el caldo y, una vez que esté hirviendo, cocina de 30 a 35 minutos.
8. Agrega las alcaparras y el perejil.

Brochetas de pollo con yogur

INGREDIENTES PARA 6-8 porciones

Ingredientes

2 cucharaditas de paprika

2 cucharadas de agua caliente

1 taza de yogur griego

2 cucharadas de vinagre de vino

4 cucharadas de aceite de oliva

2 cucharaditas de sal

1 cucharadita de pimienta

1 cucharada de salsa de jitomate

6 dientes de ajo machacados

1 ½ limones amarillos (el jugo)

1 kg de pechuga de pollo sin hueso y sin piel, cortada en cubos grandes

Preparación

1. En un recipiente, mezcla la paprika con el agua caliente.
2. En otro, combina el yogur con el vinagre, el aceite de oliva, la sal, la pimienta, la salsa de jitomate y la mezcla de paprika, revuelve muy bien.
3. Agrega el ajo y el limón e integra todo.
4. Marina los cubos de pollo en esta mezcla y déjalos reposar en refrigeración entre una y dos horas.
5. Pasado este tiempo, toma unos palitos para brochetas y ármalas, deja que escurra un poco la marinada del pollo.
6. En una parrilla o en una plancha a fuego medio-alto, sella las brochetas hasta que queden bien doradas por todos los lados.
7. Luego, llévalas al horno a 200 °C/390 °F de 10 a 15 minutos, dependiendo del tamaño de los cubos.

Pechuga de pollo con mostaza Dijon

INGREDIENTES PARA 1-2 porciones

Dato *fitness*

La mostaza es una aliada perfecta cuando buscas estar en forma, pues es baja en calorías, libre de azúcar, ayuda a acelerar el metabolismo y su sabor es delicioso.

Ingredientes

2 cucharaditas de aceite de oliva o en aerosol

4 cucharadas de cebolla picada

½ diente de ajo machacado

240 g de filete de pollo cortado en tiras

Sal y pimienta al gusto

4 cucharadas de caldo de pollo o de verduras

2 cucharaditas de mostaza Dijon

Preparación

1. En una sartén a fuego medio, calienta el aceite y sofríe la cebolla por 5 minutos o hasta que esté translúcida.
2. Añade el ajo y cocina un minuto más.
3. Condimenta las tiras de pollo con sal y pimienta y llévalas a la sartén. Saltea de 8 a 10 minutos o hasta que estén bien cocidas.
4. Vierte el caldo y, con una cuchara de madera, raspa el fondo de la sartén para desprender cualquier trozo de cebolla caramelizada que haya quedado adherido. Cocina hasta que el caldo se reduzca a la mitad y agrega la mostaza. Retira y sirve.

Minialbóndigas

INGREDIENTES PARA 4-5 porciones

Ingredientes

500 g de carne de res molida

1 huevo batido

2 cucharadas de pan rallado integral o *panko*

3 cucharadas de queso parmesano

Sal y pimienta al gusto

¼ de taza de perejil fresco picado

3 dientes de ajo machacados

Preparación

1. En un recipiente, mezcla muy bien todos los ingredientes.
2. Arma las albóndigas del tamaño deseado, personalmente me gustan más las mini.
3. Resérvalas en un recipiente tapado en refrigeración durante dos horas, mínimo.
4. Precalienta el horno a 200 °C/390 °F.
5. Distribuye las albóndigas en una bandeja previamente engrasada con aceite de oliva y hornéalas por 8 minutos.
6. Puedes usar la salsa de jitomate de la página 45 y, tan pronto como retires las albóndigas del horno, sumérgelas en la salsa durante 5 minutos y sírvelas.

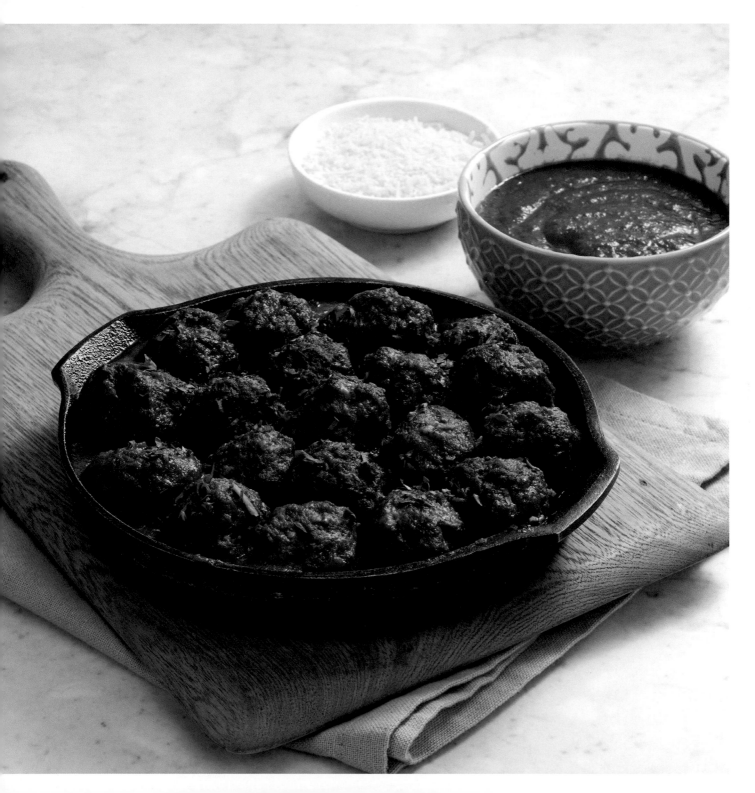

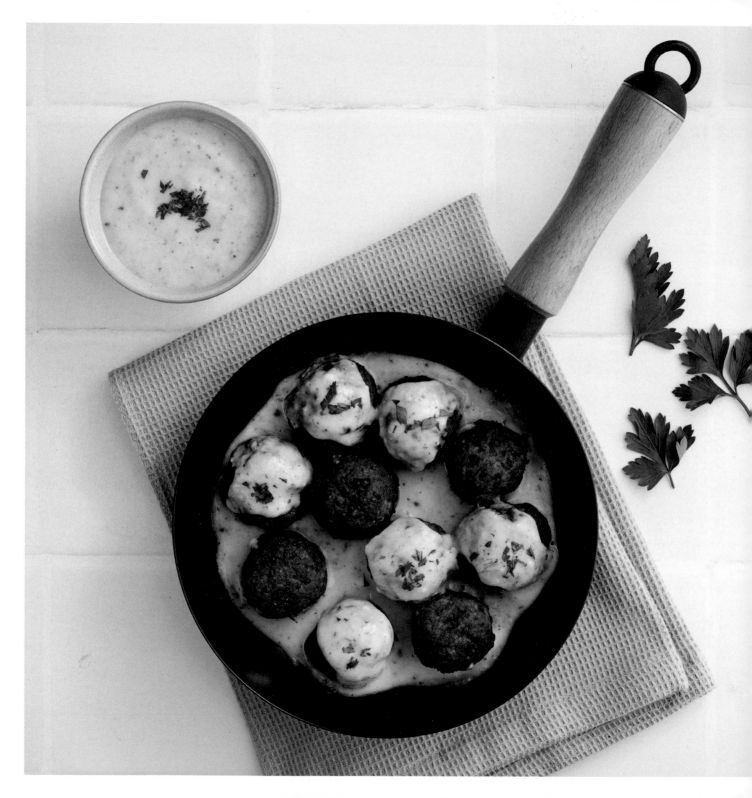

Albóndigas de pavo

INGREDIENTES PARA 4 porciones

Dato *fitness*

Estas albóndigas son deliciosas y la salsa es tan exquisita que vas a querer comerte hasta la última gota.

Ingredientes

PARA **LAS ALBÓNDIGAS**

500 g de pavo molido

1 huevo

¼ de taza de pan integral rallado o *panko* libre de gluten

1 cucharadita de perejil seco

1 diente de ajo machacado

Sal y pimienta al gusto

¼ de taza de queso parmesano, opcional

PARA **LA SALSA**

1 cucharada de mantequilla clarificada o de mantequilla normal

1 cucharada de harina de trigo integral

¼ de taza de vino blanco

1 taza de caldo de pollo, preparado en casa preferiblemente, o bajo en sodio

½ taza de leche semidescremada o la de tu preferencia

1 cucharada de mostaza Dijon

¼ de limón amarillo (el jugo)

1 cucharadita de perejil seco

Sal y pimienta al gusto

Preparación

LAS **ALBÓNDIGAS**

1. Precalienta el horno a 220 °C / 425 °F.
2. En un recipiente, mezcla todos los ingredientes hasta que se integren bien.
3. Humedece un poco tus manos y arma las albóndigas del tamaño deseado.
4. En una bandeja, distribuye las albóndigas y hornéalas durante 20 minutos.

LA **SALSA**

1. En una sartén profunda, a fuego medio, derrite la mantequilla.
2. Agrega la harina y mezcla durante 30 segundos.
3. Vierte el vino y continúa revolviendo por un minuto más.
4. Añade el caldo y la leche, y deja que espese un poco la mezcla.
5. Finaliza con la mostaza, el jugo de limón, el perejil, sal y pimienta. Cocina hasta que la salsa tenga una consistencia líquida, pero ligeramente cremosa, no muy espesa.
6. Retira las albóndigas del horno, llévalas a la sartén y cúbrelas con la salsa.
7. Tapa la sartén y continúa la cocción 5 minutos más antes de servir.

> **NOTA:**
>
> → Si deseas, puedes hacerles un agujero en el centro a las albóndigas y rellenarlas con un cubo de queso *mozzarella* y uno de jamón, o con lo que más te guste.

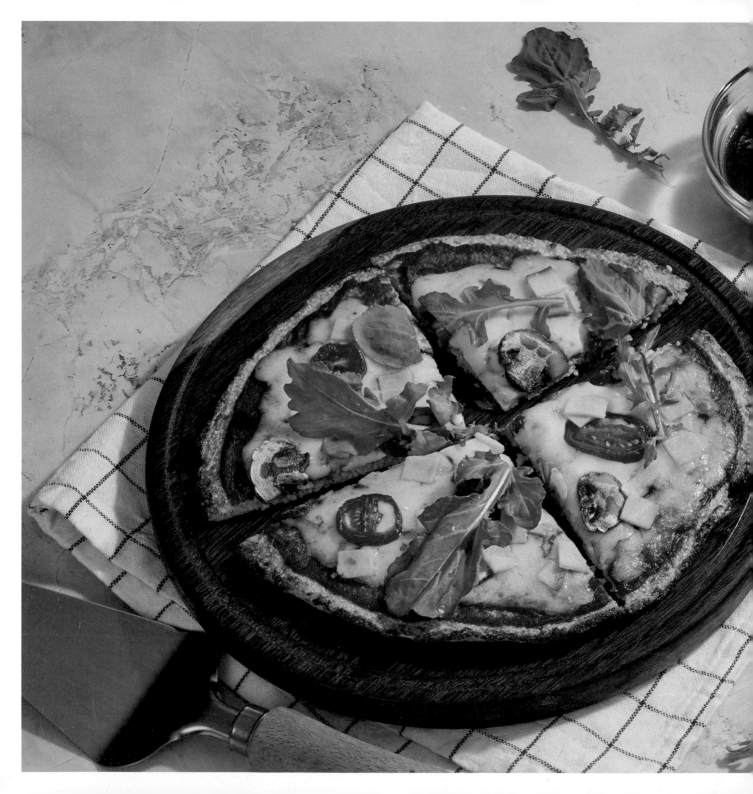

Pizza de coliflor

INGREDIENTES PARA 2 porciones

Dato *fitness*

Si quieres perder peso, cenar delicioso y no sacrificar nutrientes, esta *pizza* de coliflor es la mejor opción de cena saludable y *fitness*, ya que no contiene harina y su sabor es increíble, ni siquiera notarás la diferencia.

Preparación

1. Precalienta el horno a 180 °C/360 °F.
2. Lava la coliflor y déjala escurrir sobre un colador.
3. Cuando esté bien seca, llévala al procesador de alimentos hasta conseguir una textura muy fina.
4. Agrega el huevo, la sal, la pimienta, el perejil y el ajo, y mezcla hasta conseguir una masa homogénea.
5. En una bandeja con papel para horno, extiende la masa y dale forma redonda, procurando que quede delgada.
6. Hornea de 20 a 25 minutos o hasta que esté dorada.
7. Retira y agrega los ingredientes que prefieras: salsa de jitomate, jamón de pavo, queso *mozzarella*, jitomate, champiñones, y hornea nuevamente entre 5 y 10 minutos más.

Ingredientes

150 g de coliflor, separados los arbolitos

1 huevo

1 cucharadita de sal y pimienta

1 cucharadita de perejil seco

1 cucharadita de ajo en polvo

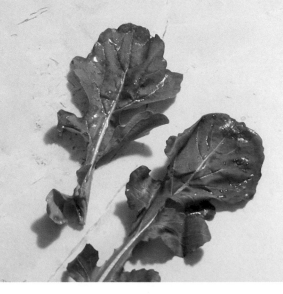

Boloñesa saludable de pavo

INGREDIENTES PARA 4 porciones

Ingredientes

1 cucharada de aceite de oliva

1 cebolla finamente picada

2 dientes de ajo picados

1 zanahoria pelada y rallada

1 tallo de apio picado

500 g de carne de pavo molida

400 g de jitomate triturado en lata, sin sal añadida

2 cucharadas de salsa de jitomate

1 cucharadita de orégano seco

1 cucharadita de albahaca seca

Sal y pimienta negra al gusto

Preparación

1. En una sartén grande a fuego medio-alto, calienta el aceite de oliva y sofríe la cebolla, el ajo, la zanahoria y el apio, y cocina durante 5 minutos o hasta que las verduras se ablanden.
2. Agrega la carne de pavo y cocínala hasta que esté dorada y cocida por completo.
3. Añade los jitomates y la salsa de jitomate, mezcla y reduce el fuego a medio-bajo.
4. Adiciona el orégano, la albahaca, la sal y la pimienta. Reduce el fuego al mínimo y continúa la cocción de 15 a 20 minutos, revolviendo de vez en cuando para asegurarte de que no se pegue.
5. Sirve la salsa boloñesa sobre pasta integral o verduras al vapor, ¡y disfruta de tu comida saludable!

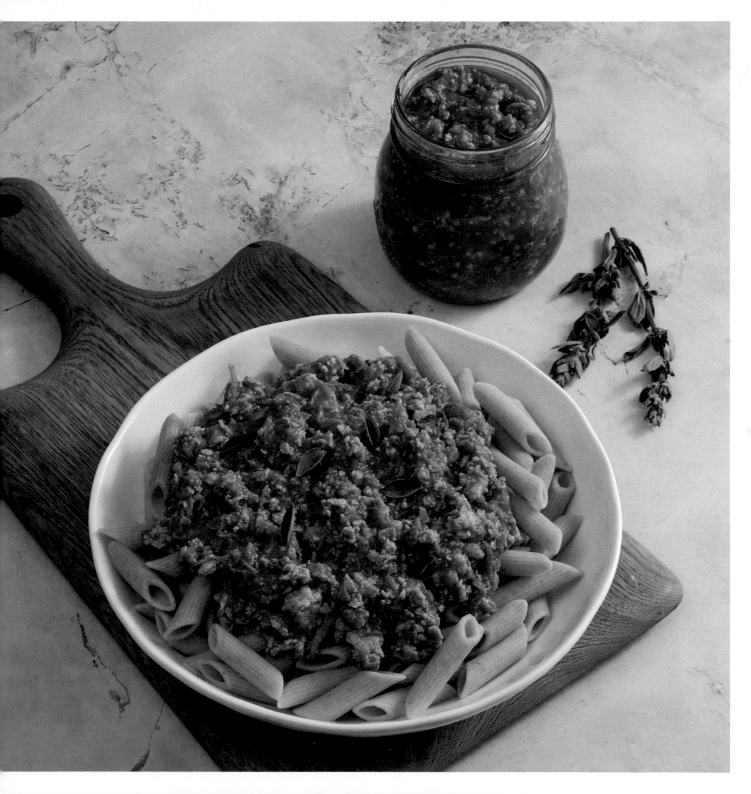

CAPÍTULO 8

Ensaladas

Las ensaladas no tienen por qué ser aburridas, ¡al contrario! Con un poquito de creatividad, pueden ser una opción deliciosa y práctica de consumir verduras, que, como ya sabemos, son una fuente importante de fibra, vitaminas, minerales y antioxidantes, nutrientes esenciales para promover tu salud. Además, son las mejores aliadas, porque puedes consumir porciones grandes y la ingesta de calorías sigue siendo muy baja.

En este capítulo, te presento diferentes opciones para combinar tus verduras con cereales, frutos secos, mariscos, pasta, pollo y exquisitos aderezos, y así hacer de cada ensalada una experiencia diferente. ¡Abre tu mente y disfruta de toda la variedad de sabor, color y textura que estas preparaciones te ofrecen! Estoy segura de que pueden convertirse en tus preferidas para acompañar las comidas o incluso como plato fuerte.

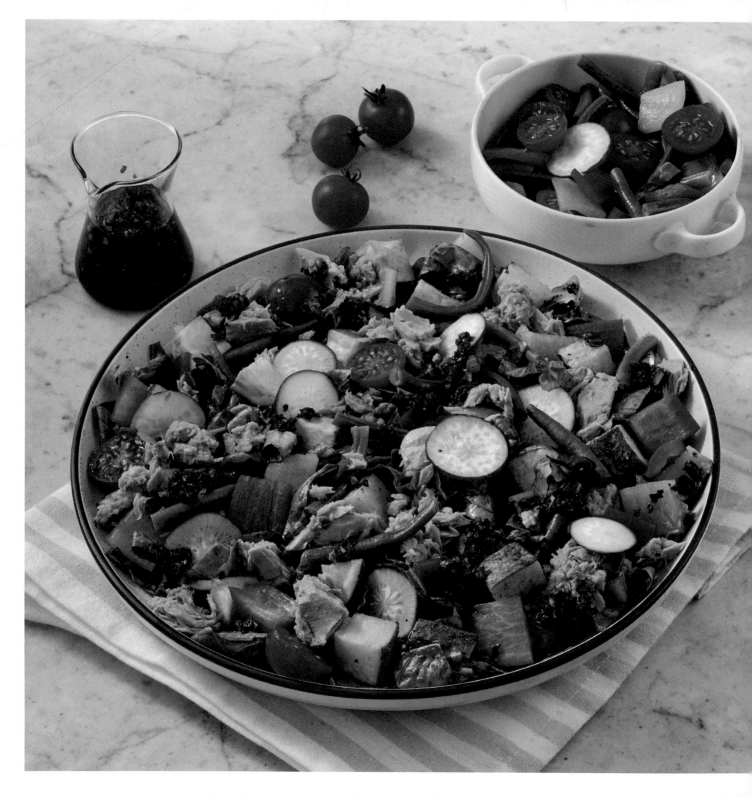

Ensalada de atún y pimiento

INGREDIENTES PARA 3-4 porciones (plato principal)

Ingredientes

PARA **EL ADEREZO**

1 cucharada de pasta de aceitunas negras

2 cucharadas de aceite de oliva

2 dientes de ajo picados

2 cucharadas de vinagre balsámico

1 cucharada de perejil picado

1 cucharada de cebolla cambray picada

1 cucharada de cebolla morada finamente picada

Pimienta al gusto

PARA **LA ENSALADA**

4 papas medianas con piel

1 cucharada de aceite de oliva

Sal y pimienta al gusto

100 g de ejotes

4 tazas de hojas de lechuga picadas

1 pimiento amarillo, sin semillas y cortado en trozos

2 pimientos rojos, sin semillas y cortados en trozos

10 rábanos cortados en láminas finas

½ taza de jitomates *cherry*

3 latas pequeñas de atún en agua

Dato *fitness*

Esta ensalada es una comida muy completa: tiene carbohidratos, proteínas y grasas. Si buscas perder unos kilos, sustituye la papa por camote (que tiene menor índice glucémico) o por calabacita horneada.

Preparación

EL **ADEREZO**

1. Mezcla todos los ingredientes en un recipiente y reserva.

LA **ENSALADA**

1. Precalienta el horno 180 °C/360 °F.
2. En un molde o un refractario, hornea las papas con el aceite de oliva, sal y pimienta durante 50 minutos o hasta que estén blandas. Retira y corta cada una en cuatro partes.
3. En una olla a fuego alto con suficiente agua hirviendo, cocina los ejotes por 8 minutos o hasta que estén tiernos. Escúrrelos y sumérgelos en agua fría para detener la cocción. Retira y corta en trozos pequeños.
4. En los platos en los que vas a servir, distribuye una porción de lechuga mezclada con la mitad del aderezo, encima sirve las papas horneadas, los ejotes cocinados, los pimientos, los rábanos, los jitomates y el atún. Finaliza con el aderezo restante encima.

Ensalada de camarones

INGREDIENTES PARA 2 porciones

Dato *fitness*

Esta es una de mis ensaladas preferidas, es muy fresca y rica en proteínas y grasas buenas. La mezcla de aguacate con camarones es una dupla perfecta.

Ingredientes

PARA **EL ADEREZO**

1 cucharadita de mostaza Dijon

1 cucharada de aceite de oliva

2 cucharadas de vinagre balsámico o de manzana

1 sobre de edulcorante cero calorías

Pimienta al gusto

PARA **LA ENSALADA**

4 tazas de hojas de lechuga italiana

½ taza de jitomates *cherry* cortados por la mitad

1 taza de pepino cortado en rodajas finas

¾ de taza de aguacate cortado en cubos

¼ de taza de cebolla morada cortada en julianas

½ taza de camarones cocidos

Sal de mar y pimienta al gusto

Preparación

EL **ADEREZO**

1. En un recipiente, mezcla todos los ingredientes del aderezo hasta que se integren bien.

LA **ENSALADA**

1. En un recipiente mezcla la lechuga con los jitomates, el pepino, el aguacate y la cebolla. Vierte el aderezo y la pimienta, y revuelve muy bien.
2. Añade los camarones, salpimenta al gusto y sirve de inmediato.

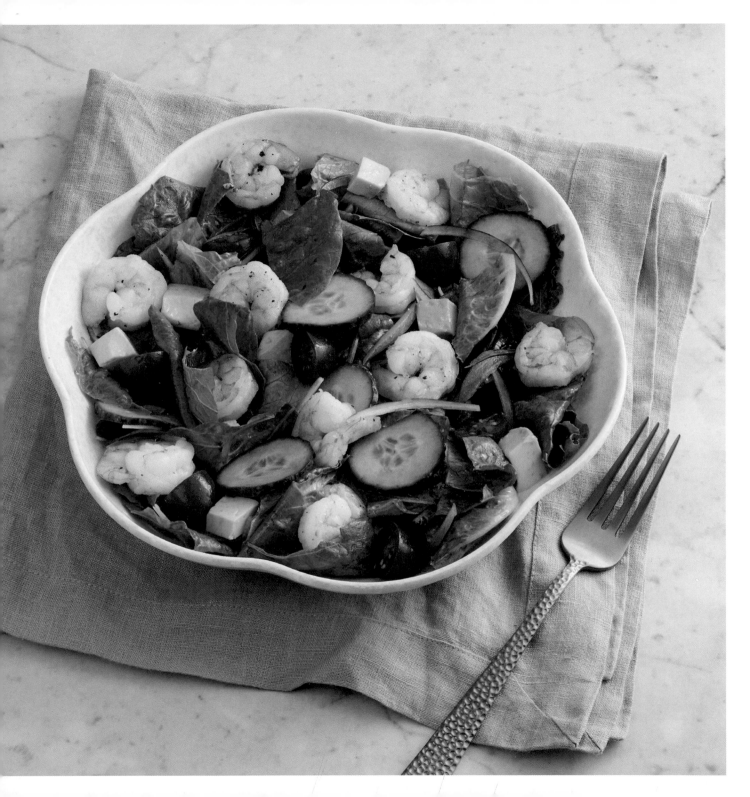

Ensalada de quinoa y almendras

INGREDIENTES PARA 2 porciones (plato principal)

Dato *fitness*

Esta ensalada es vegetariana, rica en fibra y proteína. Si deseas, puedes incrementar su contenido proteico añadiéndole lomo de res, pollo o camarones a la parrilla.

Ingredientes

¼ de taza de almendras fileteadas

3 cucharaditas de aceite de oliva

1 pimiento amarillo cortado en trozos medianos

2 dientes de ajo machacados

2 tallos de cebolla cambray picada

1 cucharadita de chile rojo en rodajas

½ taza de quinoa previamente lavada

1 cucharadita de tomillo fresco

1 taza de agua

Sal y pimienta al gusto

1 calabacita cortada por la mitad, a lo largo, en rodajas delgadas

1 tallo de apio picado

1 limón (el jugo)

Preparación

1. Precalienta el horno a 180 °C / 360 °F.
2. En una bandeja apta para el horno, distribuye las almendras y hornéalas hasta que estén tostadas y ligeramente doradas.
3. En una sartén, a fuego medio, calienta el aceite de oliva y saltea el pimiento, el ajo, la cebolla cambray y el chile, durante 5 minutos.
4. Sube el fuego a alto y agrega la quinoa, el tomillo, el agua y salpimenta al gusto. Tan pronto hierva, tapa la sartén, reduce el fuego a bajo y cocina por 7 minutos.
5. Agrega la calabacita, tapa de nuevo la sartén y continúa la cocción entre 5 y 8 minutos o hasta que la quinoa esté suave pero consistente. Retira del fuego.
6. Añade el apio, las almendras y, si lo deseas, otro poco de aceite de oliva y sal. Mezcla bien.
7. Deja enfriar a temperatura ambiente antes de servir y finaliza con un poco de jugo de limón.

Ensalada caliente de quinoa

INGREDIENTES PARA 2 porciones

Dato *fitness*

Esta ensalada, además de ser reconfortante, es rica en proteína y fibra, y resulta ideal para la hora de la comida, pues te brinda toda la energía que necesitas para el resto del día.

Ingredientes

2 cucharadas de aceite de oliva o en aerosol

1 tallo de puerro cortado en rodajas

2 tazas de hongos *portobello* cortados

4 tazas de hojas de espinaca

Sal y pimienta al gusto

120 g de pechuga de pollo cortada en tiras y previamente asadas a la plancha

½ taza de quinoa previamente cocida

Preparación

1. En una sartén a fuego medio, calienta el aceite de oliva y saltea el puerro y los hongos *portobello*.
2. Una vez que estén suaves, agrega la espinaca y salpimienta al gusto.
3. Cocina unos minutos y añade las tiras de pollo y la quinoa.
4. Sirve caliente y, si deseas, puedes agregar un chorrito de aceite de oliva encima.

> **NOTA:**
>
> → Cocinar la quinoa es tan sencillo como preparar arroz: por cada medida de quinoa, agrega dos medidas de agua o de caldo de pollo. Pero antes, debes lavarla en un colador con suficiente agua, hasta que salga limpia y transparente. Luego, cocínala a fuego alto hasta que hierva, tapa la olla, baja el fuego y continúa la cocción hasta que se consuma toda el agua y la quinoa esté suave y suelta.

Ensalada
con lomo de res

INGREDIENTES PARA 2 porciones (plato principal)

Ingredientes

PARA **EL ADEREZO**

1 diente de ajo machacado

4 cucharadas de vinagre balsámico

2 cucharadas de aceite de oliva

2 cucharadas de cebolla finamente picada

Sal y pimienta al gusto

PARA **LA ENSALADA**

2 pimientos rojos

2 pimientos amarillos

300 g de lomo de res cortado en
medallones

Sal y pimienta al gusto

1 diente de ajo machacado

500 g de ejotes

4 tazas de hojas de lechuga troceadas

6 jitomates cortados en cubos o en gajos

Preparación

EL **ADEREZO**

1. En un recipiente, mezcla todos los ingredientes del aderezo y
   reserva.

LA **ENSALADA**

1. En una parrilla a fuego alto o en el horno en la función *broil* (a
   alta temperatura) asa los pimientos y gíralos hasta que la piel se
   oscurezca un poco. Llévalos a una bolsa de plástico con cierre
   hermético y déjalos reposar de 10 a 15 minutos. Retira su piel y
   sus semillas y córtalos en trozos.
2. Condimenta los medallones de res con sal, pimienta y ajo.
   Ásalos a la parrilla de 3 a 4 minutos por cada lado o hasta lograr
   el término deseado. Retira del fuego, deja reposar y córtalos en
   tiras medianas.
3. En una olla a fuego alto con suficiente agua hirviendo, cocina
   los ejotes por 8 minutos o hasta que estén tiernos. Escúrrelos
   y sumérgelos en agua fría para detener la cocción. Retíralos y
   córtalos en trozos.
4. Sirve una cama de lechuga en cada plato, encima agrega las tiras
   de lomo, los jitomates, los ejotes, los pimientos y el aderezo.

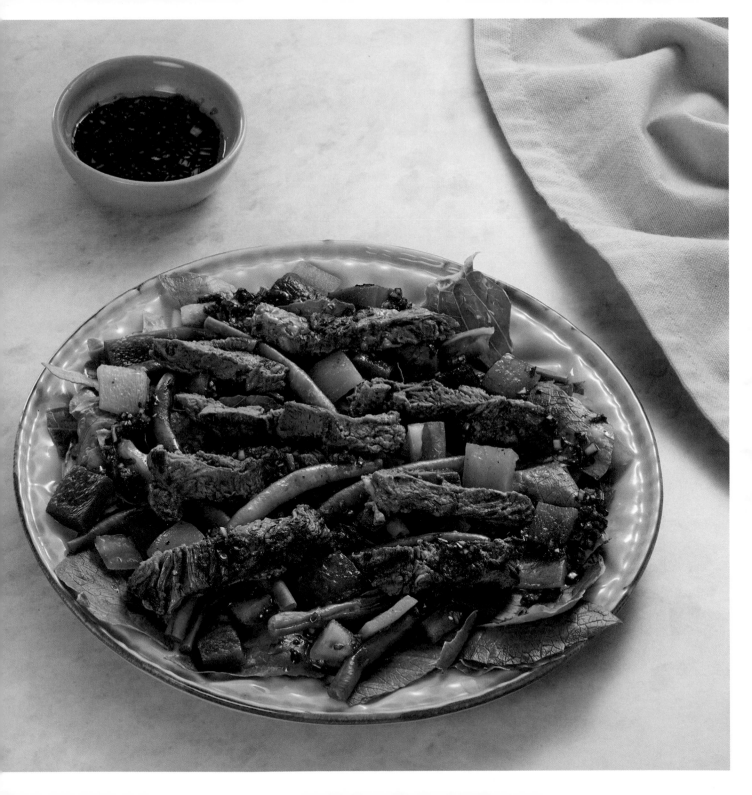

Ensalada de quinoa y hongos *portobello*

INGREDIENTES PARA 2 porciones

Dato *fitness*

Esta ensalada es refrescante, rica en fibra, proteínas, grasas buenas y antioxidantes. Resulta ideal para acompañar la comida con un filete de pollo o un lomo de res. Si quieres darle un toque dulce, puedes reemplazar el jitomate por pasas o por jitomates deshidratados.

Ingredientes

1 taza de hongos *portobello* cortados en rodajas

1 diente de ajo finamente picado

Sal y pimienta al gusto

1 taza de quinoa previamente cocida

1 taza de jitomates *cherry* cortados por la mitad

4 tazas de lechuga romana picada

2 cucharadas de aceite de oliva

3 cucharadas de vinagre balsámico

¼ de taza de almendras fileteadas o piñones, tostados

Preparación

1. En una sartén a fuego alto con un poco de aceite de oliva, saltea los hongos *portobello* con el ajo. Salpimenta al gusto, retira y reserva.
2. En un recipiente hondo, mezcla la quinoa con los jitomates y los hongos.
3. Agrega la lechuga, el aceite de oliva, el vinagre balsámico, sal y pimienta, y revuelve bien.
4. Finaliza con las almendras tostadas y sirve de inmediato.

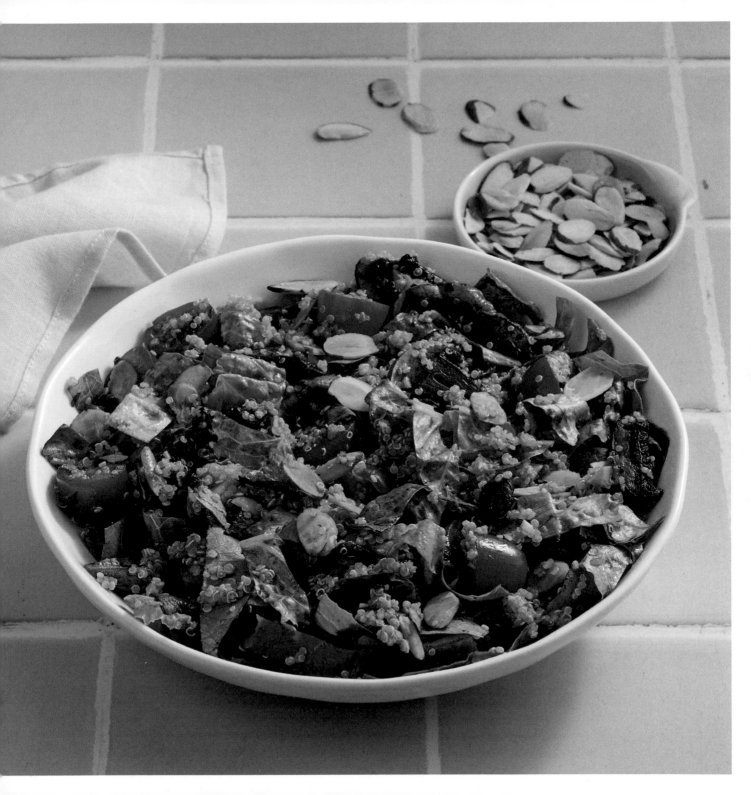

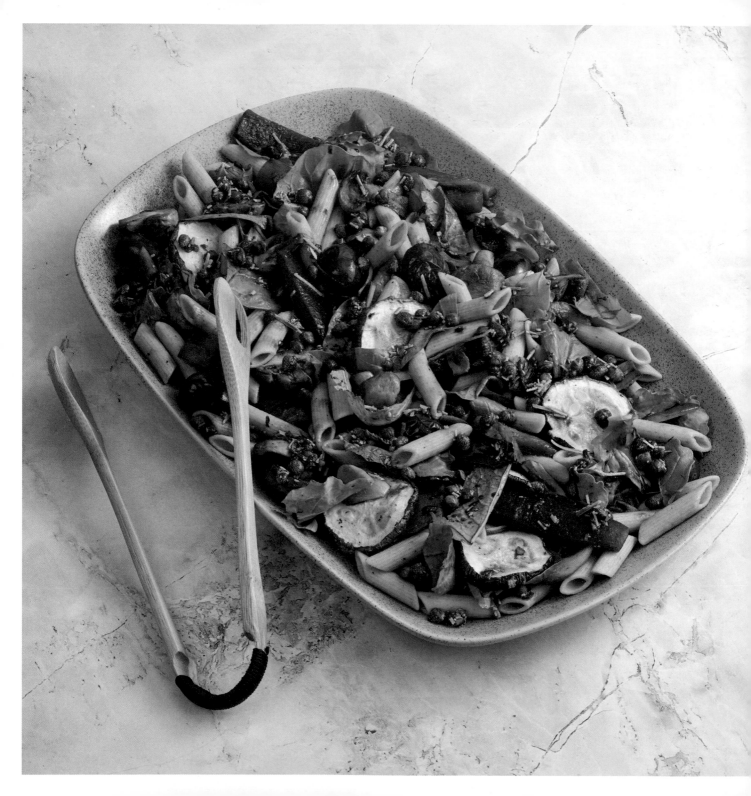

Ensalada de pasta y vegetales asados

INGREDIENTES PARA 3 porciones (plato único)

Dato *fitness*

Te sugiero siempre cocinar la pasta al dente para que su índice glucémico sea menor y procura consumirla integral, ya que tiene más cantidad de fibra.

Preparación

EL **ADEREZO**

1. En un recipiente, mezcla todos los ingredientes y reserva.

LA **ENSALADA**

1. En una olla a fuego alto con suficiente agua hirviendo, cocina la pasta de acuerdo con las indicaciones del empaque (preferiblemente 2-3 minutos menos para que te quede al dente).
2. En una parrilla a fuego alto o en el horno en la función *broil* (a alta temperatura) asa el pimiento y gíralo hasta que la piel se oscurezca un poco. Llévalo a una bolsa de plástico con cierre hermético y déjalo reposar de 10 a 15 minutos. Retírale la piel y las semillas y córtalo en tiras de 2 centímetros aproximadamente.
3. Condimenta la cebolla, la calabacita, los champiñones y los jitomates con un poco de sal y pimienta y llévalos a la parrilla o al horno de 5 a 6 minutos, dándoles la vuelta cada 2 minutos.
4. Mezcla la arúgula con los vegetales asados e integra todo con la pasta y el aderezo.
5. Finaliza con un poco de parmesano encima y sirve.

Ingredientes

PARA **EL ADEREZO**

4 cucharadas de aceite de oliva

2 cucharadas de vinagre balsámico

1 cucharada de alcaparras pequeñas

2 cucharadas de albahaca fresca picada

1 diente de ajo machacado

PARA **LA ENSALADA**

200 g de pasta penne integral, o la pasta corta de tu preferencia

1 pimiento rojo cortado por la mitad y sin semillas

½ cebolla morada cortada en trozos gruesos

2 calabacitas cortadas en rodajas gruesas

200 g de champiñones cortados por la mitad

200 g de jitomates *cherry*

Sal y pimienta al gusto

2 tazas de hojas de arúgula

2 cucharadas de queso parmesano rallado o fileteado

Ensalada de jitomate y albahaca

INGREDIENTES PARA 4 porciones (acompañamiento)

Dato *fitness*

Esta receta es ligera, fresca y combina muy bien con un lomo a la parrilla. Si quieres consentirte, ralla un poco de queso parmesano encima.

Preparación

EL ADEREZO

1. Corta el ajo en rodajas muy finas.
2. En un recipiente, mezcla el ajo con el vinagre y el aceite de oliva, y reserva.

LA ENSALADA

1. Deshoja la lechuga romana, deja las hojas enteras y lávalas muy bien.
2. En un recipiente, mezcla el aderezo con los jitomates, las semillas de girasol, las almendras, la albahaca, sal y pimienta.
3. Agrega esta mezcla sobre las hojas de lechuga y sirve.

Ingredientes

PARA **EL ADEREZO**

1 diente de ajo

2 cucharaditas de vinagre de vino

2 cucharadas de aceite de oliva

PARA **LA ENSALADA**

1 lechuga romana entera

4-6 jitomates maduros cortados en rodajas

2 tazas de jitomates *cherry* cortados por la mitad

2 cucharadas de semillas de girasol

2 cucharadas de almendras fileteadas y tostadas

10 hojas de albahaca

Sal y pimienta al gusto

Ensalada mediterránea

INGREDIENTES PARA 1-2 porciones

Preparación

1. En un recipiente, mezcla el aceite de oliva con el vinagre balsámico, el queso parmesano, sal y pimienta al gusto.
2. Agrega la lechuga romana, la arúgula, los jitomates deshidratados y las almendras, e integra todo muy bien.
3. Sirve y, si deseas, puedes acompañarla con lomo de res o pechuga de pollo a la plancha.

Ingredientes

2 cucharadas de aceite de oliva

2 cucharadas de vinagre balsámico

1 cucharadita de queso parmesano rallado

Sal y pimienta al gusto

3 tazas de lechuga romana troceada

1 taza de arúgula troceada

¼ de taza de jitomates deshidratados picados

¼ de taza de almendras fileteadas y tostadas

Ensalada mediterránea

Ensalada de jitomate y albahaca

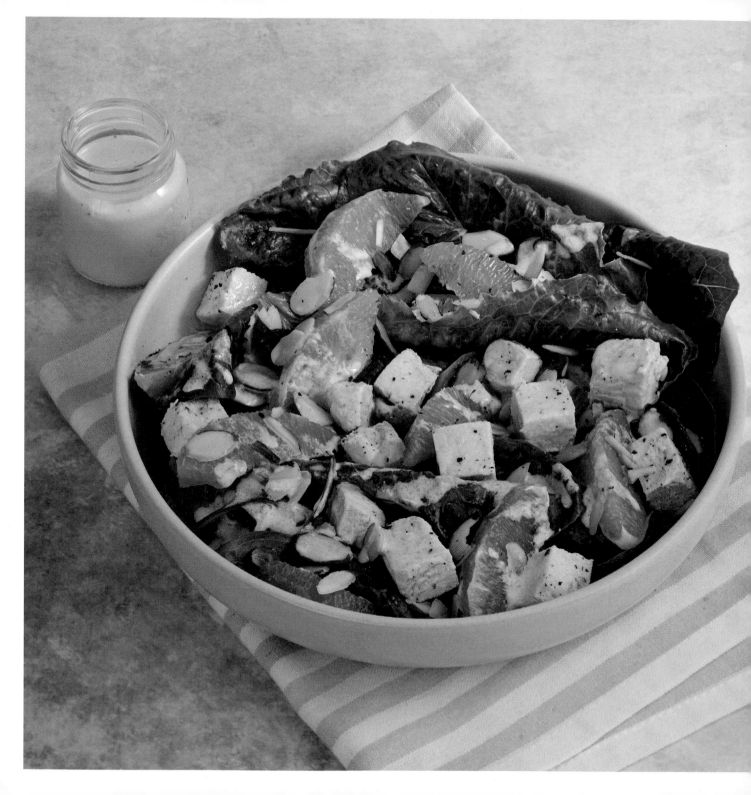

Ensalada de pollo y espinaca

INGREDIENTES PARA 4 porciones

Dato *fitness*

El *tahini* aporta grasas monoinsaturadas y tiene un sabor delicioso e intenso. Estas grasas buenas, en su justa medida, ayudan a bajar los niveles de colesterol.

Ingredientes

PARA **LA ENSALADA**

3 tazas de caldo de verduras o de pollo

500 g de pechuga de pollo sin hueso y sin piel

1 lechuga romana o genovesa entera

2 tazas de espinaca, preferiblemente *baby*

⅓ de taza de almendras fileteadas

2 naranjas peladas y separadas en gajos

PARA **EL ADEREZO**

2 cucharadas de *tahini* (pasta de ajonjolí)

1 limón pequeño (el jugo)

Sal y pimienta al gusto

Preparación

LA **ENSALADA**

1. En una olla, a fuego alto, vierte el caldo y cocina el pollo hasta que hierva. Tapa la olla, baja el fuego y cocina durante 20 minutos más.
2. Retira el pollo y reserva ⅓ de taza de caldo para el aderezo; desecha los residuos que dejó el pollo.
3. Corta el pollo en cubos.
4. Corta la lechuga y la espinaca en tiras gruesas y mézclalas.
5. Sirve una cama de lechuga en cada plato, encima agrega el pollo, las almendras, los gajos de naranja y un poco de aderezo.

EL **ADEREZO**

1. En un recipiente, mezcla ⅓ de taza del caldo que reservaste de la cocción del pollo con el *tahini*, el limón, la sal y la pimienta, y sirve para acompañar la ensalada.

Ensalada de manzana

INGREDIENTES PARA 2 porciones

Dato *fitness*

Los germinados son una gran fuente de vitamina C y ácido fólico, aportan fibra y tienen muy pocas calorías. Esta ensalada es ideal para la comida y resulta deliciosa si le agregas unas tiras de pollo asadas a la parrilla.

Ingredientes

PARA **EL ADEREZO**

2 ½ cucharadas de aceite de ajonjolí

1 cucharada de jugo de limón

1 cucharada de cilantro picado

½ cucharadita de salsa de soya baja en sodio

1 cucharadita de jengibre rallado

PARA **LA ENSALADA**

1 tallo de apio

1 zanahoria pelada

1 manzana roja

1 taza de germinados de lentejas

¾ de taza de alfalfa

⅓ de taza de ajonjolí

Preparación

EL **ADEREZO**

1. En un recipiente, integra bien todos los ingredientes del aderezo y reserva.

LA **ENSALADA**

1. Corta el apio y la zanahoria en tiras delgadas de aproximadamente 5 centímetros de largo, y la manzana en rodajas muy finas en forma de medialuna.
2. En un recipiente, mezcla la zanahoria con el apio, la manzana, los germinados de lentejas, la alfalfa y el ajonjolí.
3. Sirve y vierte el aderezo encima.

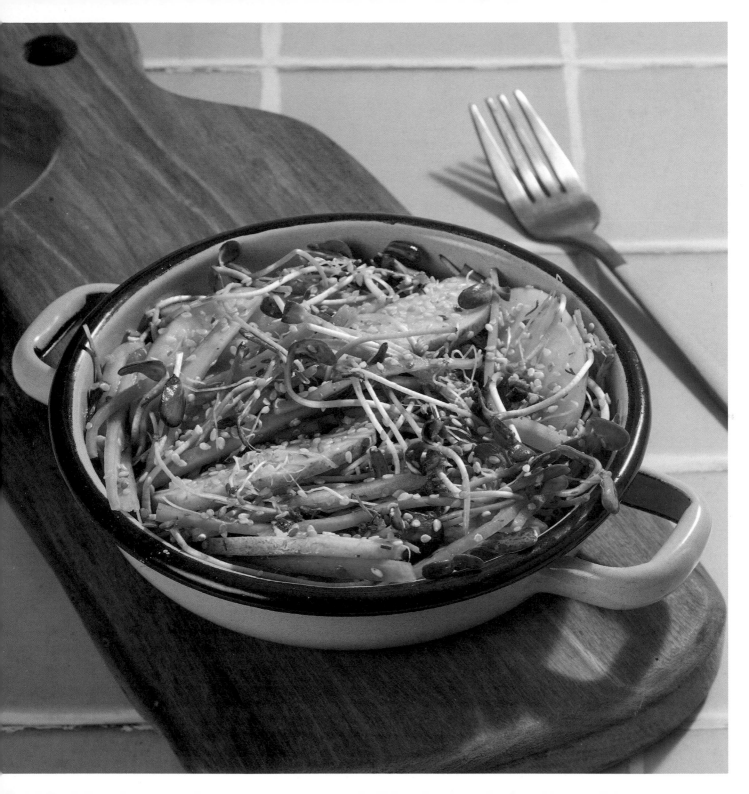

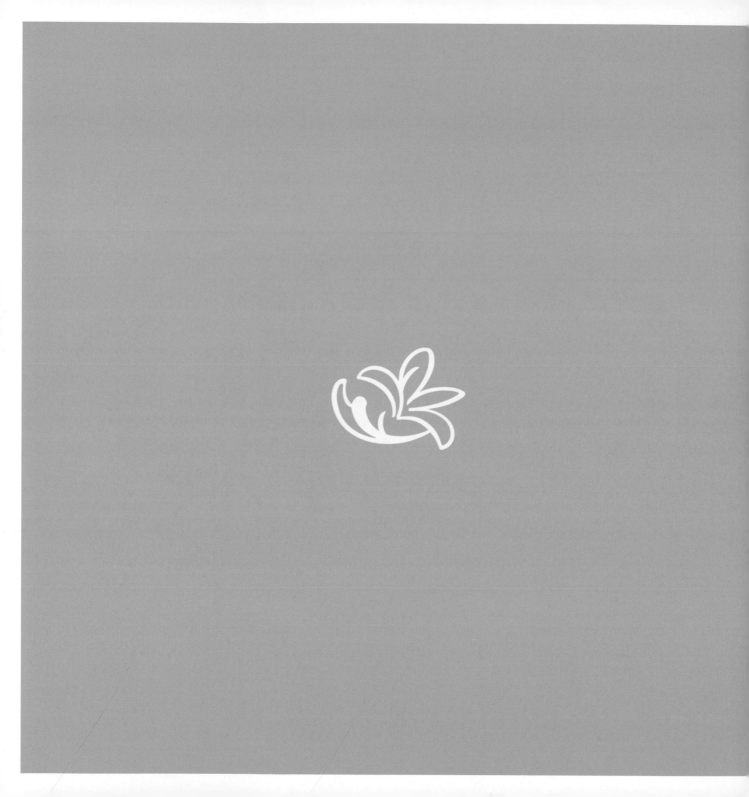

CAPÍTULO 9

Postres

Quienes me conocen, ¡saben lo dulcera que soy! Todo este libro comenzó con postres, fue de los primeros platos que preparé en versión saludable: recetas de mi infancia que transformé en preparaciones más saludables y nutritivas. Para realmente hacer del *fitness* un estilo de vida, tienes que disfrutar de la comida y eso, en mi caso, incluye los postres. Si bien no tiene nada de malo de vez en cuando comer un postre tradicional, con azúcar e ingredientes originales, una forma de incluirlos de forma más frecuente sin comprometer tu salud es con versiones saludables.

Recuerda que en el equilibrio de una buena alimentación está la clave del éxito. En este capítulo encontrarás pasteles, galletas, helados, turrones y pays que contienen proteína, cereales, frutos secos, cacao, frutas, especias y hasta verduras y granos. Una vez que empieces a preparar todas las recetas que encontrarás en este capítulo no vas a parar de disfrutar ese toque dulce que siempre cae bien al final de una comida o como un *snack* para calmar los antojos de algo dulcecito. Si como yo, eres amante del dulce y a la vez procuras llevar una alimentación sana, ¡este capítulo es para ti!

Trufas proteicas de calabaza

Trufas de coco y almendras

Trufas de almendras y chocolate

Trufas de almendras y chocolate

INGREDIENTES PARA 12 unidades

Dato *fitness*

Estas trufas son ideales para controlar el apetito gracias a su contenido de grasa monoinsaturada que ayuda a controlar los niveles de insulina y de glucemia. Como *snack*, puedes consumir 2 o 3 trufas.

Ingredientes

½ taza de crema de almendras

⅓ de taza de harina de almendras

1 cucharada de linaza molida

1 cucharada de cacao en polvo

2 sobres de edulcorante cero calorías

1 cucharadita de canela en polvo

1 cucharada de miel de abeja o jarabe de maple sin azúcar

2 cucharadas de agua

Preparación

1. En un recipiente y con ayuda de una espátula, mezcla la mantequilla con la harina de almendras, la linaza, el cacao, el edulcorante y la canela.
2. Agrega la miel y el agua, y mezcla bien.
3. Arma las trufas y refrigéralas durante 2 horas. Si no las vas a consumir de inmediato, consérvalas en el refrigerador.

Trufas
de almendras

INGREDIENTES PARA 12 unidades

Ingredientes

½ taza de crema de almendras

¼ de taza de harina de almendras

1 cucharada de linaza molida

3 sobres de edulcorante cero calorías

2 cucharadas de agua

Dato *fitness*

Estas trufas son un *snack* ideal. Con solo comer 2 o 3 te sentirás satisfecho y calmarás el antojo de algo dulce. Puedes sustituir la harina de almendras por proteína en polvo y tendrás unas trufas proteicas.

Preparación

1. En un recipiente, integra todos los ingredientes con una espátula.
2. Arma trufas pequeñas y refrigéralas de 2 a 3 horas. Si no las vas a consumir de inmediato, consérvalas en el refrigerador.

Trufas de coco y almendras

INGREDIENTES PARA 12 unidades

Ingredientes

1 scoop de proteína de vainilla

½ taza de crema de almendras

¼ de taza de coco rallado

3 cucharadas de harina de coco o de almendras

1 sobre de edulcorante cero calorías

Dato *fitness*

La harina de coco, además de aportarle una textura esponjosa a los pasteles, es una excelente alternativa, ligera y saludable; para cocinar, es rica en fibra y tiene un bajo índice glucémico.

Preparación

1. En un recipiente y con ayuda de una espátula, mezcla bien todos los ingredientes.
2. Arma las trufas y refrigéralas durante 2 horas. Si no las vas a consumir de inmediato, consérvalas en el refrigerador.

Trufas proteicas de calabaza

INGREDIENTES PARA 12 unidades

Dato *fitness*

La calabaza es rica en antioxidantes, potasio y fibra, ayuda a combatir la retención de líquidos, a controlar el apetito y a prevenir enfermedades. Estas trufas son un *snack* perfecto por su contenido de grasas buenas, proteína y fibra.

Ingredientes

PARA **LA CUBIERTA**

½ taza de harina de almendras

2 sobres de edulcorante cero calorías

1 cucharadita de canela en polvo

PARA **LAS TRUFAS**

1 taza de calabaza sin cáscara, sin semillas, cortada en trozos y previamente horneada

⅓ de taza de crema de cacahuate natural

2 cucharadas de canela en polvo

5 sobres de edulcorante cero calorías

1 ½ tazas de harina de almendras

½ taza de linaza molida

1 taza de proteína de vainilla

1 cucharada de leche de almendras o de agua

Preparación

LA **CUBIERTA**

1. En un recipiente, mezcla los ingredientes de la cubierta y reserva.

LAS **BOLITAS**

1. En un recipiente, integra la calabaza con la crema de cacahuate, la canela y el edulcorante.
2. Agrega la harina de almendras, la linaza, la proteína y la leche de almendras y revuelve bien.
3. Arma las trufas y pásalas por la mezcla de la cubierta.
4. Distribúyelas en una bandeja y refrigéralas durante 30 minutos. Si no las consumes en el momento, consérvalas refrigeradas.

Paletas
de chocoproteína

INGREDIENTES PARA 1 unidad

Dato *fitness*

Estas paletas son perfectas para calmar antojos entre comidas e ideales para complacer a los niños.

Ingredientes

- 1 *scoop* de proteína en polvo de chocolate

- 1 cucharada de cacao en polvo sin azúcar

- 1 cucharadita de agua

- 1 cucharada de nueces picadas en trozos grandes

Preparación

1. En un recipiente, mezcla la proteína con el cacao.
2. Añade el agua y verifica que sea suficiente para disolver la proteína, de lo contrario, agrega un poco más hasta que se integre todo muy bien y tenga la consistencia de un budín.
3. Adiciona las nueces picadas y revuelve bien.
4. Coloca la mezcla en un molde para paletas y congela hasta que se endurezca.

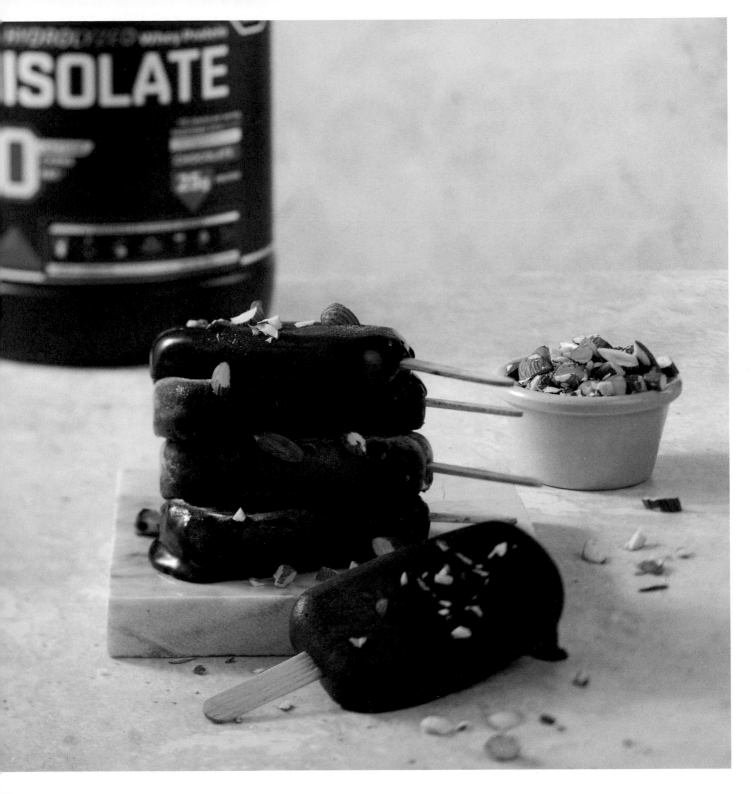

Paletas de plátano

INGREDIENTES PARA 4 unidades

Dato *fitness*

Muchas personas le tienen miedo al plátano y no debería ser así, ya que tiene un índice glucémico medio, es rico en fibra y potasio, y ayuda a combatir la retención de líquidos. Es un carbohidrato ideal para consumir antes de hacer ejercicio.

Ingredientes

4 plátanos medianos

⅔ de taza de crema de cacahuate natural

250 g de chocolate sin azúcar derretido

Frutos secos y nueces para decorar

Preparación

1. Corta los plátanos por la mitad, a lo largo.
2. Úntales crema de cacahuate en la parte interna y junta nuevamente las dos mitades. Ponles palitos de madera para que queden como una paleta.
3. Congélalas y, cuando se endurezcan, sumérgelas en el chocolate derretido.
4. Espolvorea encima los frutos secos o las nueces de tu preferencia.
5. Regresa las paletas al congelador por 20 minutos más.

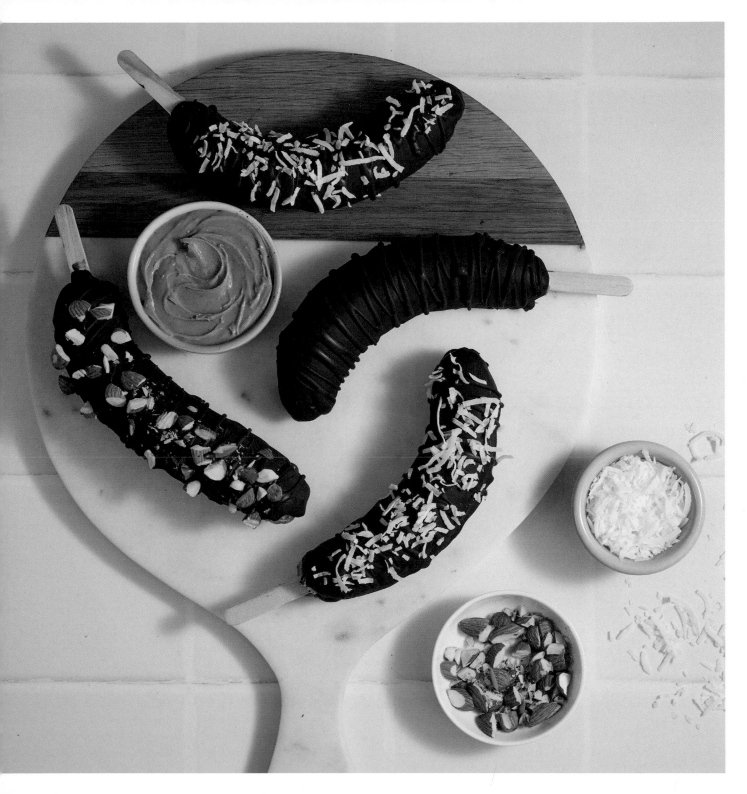

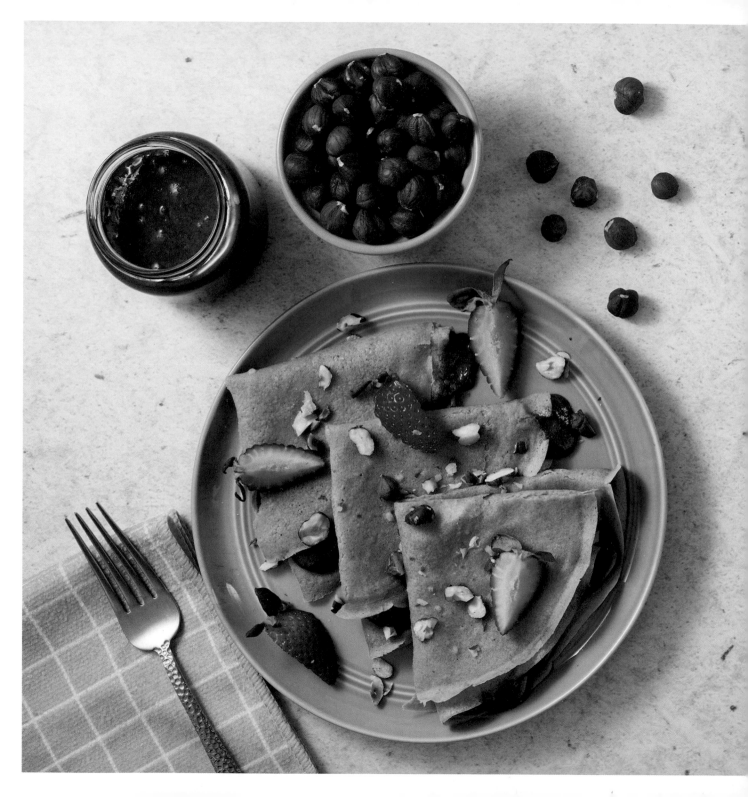

Crepas *light*

INGREDIENTES PARA 5 unidades

Dato *fitness*

¡Comer sano no es aburrido! Puedes rellenar estas crepas con crema de cacahuate, plátano, yogur griego, fresas o crema de cacao y avellanas, así como con ingredientes salados.

Ingredientes

- 1 huevo + 1 clara
- ½ taza de leche de almendras
- ½ taza de harina de avena
- 1 cucharada de aceite de coco o de canola
- ½ cucharadita de esencia de vainilla
- 2 sobres de edulcorante cero calorías

Preparación

1. En un recipiente, con ayuda de la batidora, mezcla todos los ingredientes durante un minuto.
2. En una sartén antiadherente a fuego medio-bajo, vierte una pequeña porción de la mezcla, procura que quede delgada. Cuando los bordes se empiecen a despegar, voltéala con mucho cuidado. Repite el procedimiento hasta que se termine la mezcla.

Crema de cacao y avellanas *light*

INGREDIENTES PARA 1 taza

Dato *fitness*

No hay por qué comer aburrido si te decides por una alimentación saludable. Esta crema tiene un increíble sabor, es rica en grasas buenas y contiene cacao que mejora el estado de ánimo al estimular la producción de serotonina. Yo la uso para poner sobre los panqueques, en pan tostado o incluso me la como a cucharadas.

Ingredientes

- 300 g de avellanas tostadas
- 1 cucharada de cacao en polvo
- 4 sobres de edulcorante cero calorías

Preparación

1. En la licuadora, mezcla las avellanas con el cacao y el edulcorante hasta obtener una consistencia cremosa.

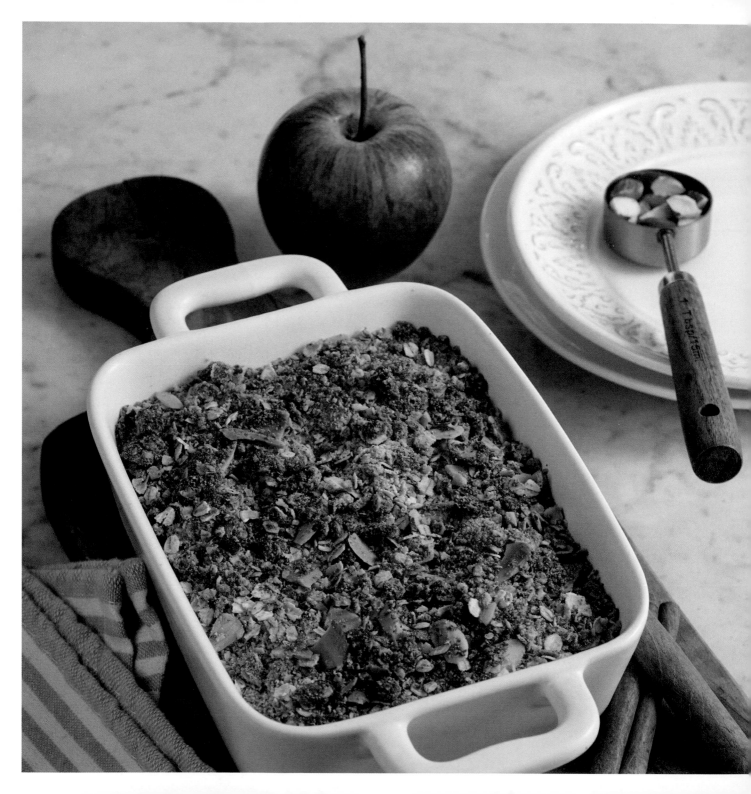

Crumble de manzana *superlight*

INGREDIENTES PARA 6-8 porciones

Ingredientes

PARA **EL RELLENO**

4 manzanas rojas

1 cucharada de crema de cacahuate previamente derretida durante 20 segundos en el microondas

1 cucharadita de canela en polvo

1 cucharada de harina de almendras o de avena

3 sobres de edulcorante cero calorías

1 cucharadita de agua

PARA **LA GALLETA**

1 taza de avena en hojuelas

1 taza de harina de coco

⅓ de taza de harina de almendras

¼ de taza de crema de cacahuate previamente derretida durante un minuto en el microondas

¼ de taza de aceite de coco

2 cucharaditas de canela en polvo

5 sobres de edulcorante cero calorías

1 taza de almendras tostadas o de nueces picadas

Dato *fitness*

Este postre tiene un sabor espectacular y es muy rico en nutrientes, en antioxidantes, carbohidratos complejos y grasas buenas. Resulta ideal para calmar un antojo de dulce sin dejar de comer de manera saludable.

Preparación

EL **RELLENO**

1. Pela las manzanas y córtalas en rodajas, desechando el centro con las semillas. En un recipiente de vidrio hondo, cocínalas en el microondas por 6 o 7 minutos.
2. Retira las manzanas y mézclalas con la crema de cacahuate, la canela, la harina de almendras, el edulcorante y el agua.
3. Vierte el relleno en un molde cuadrado y esparce para lograr una capa gruesa y homogénea.

LA **GALLETA**

1. Precalienta el horno a 180 °C/360 °F.
2. En un recipiente, mezcla con las manos todos los ingredientes de la galleta para obtener una mejor consistencia.
3. En el molde que contiene el relleno, agrega esta mezcla de la galleta por encima, bien distribuida.
4. Cubre el molde con papel de aluminio y hornea durante 30 minutos. Pasado este tiempo retira el papel y hornea 10 minutos más o hasta que la galleta se dore.

Galletas chocochip *light*

INGREDIENTES PARA 15 unidades

Dato *fitness*

Estas galletas son mis preferidas desde que era niña y esta versión contiene muchas menos calorías y grasas que las tradicionales, sin perder su delicioso sabor.

Ingredientes

1 taza de crema de cacahuate natural

2 huevos

1 cucharada de esencia de vainilla

2 tazas de edulcorante cero calorías

2 tazas de harina de almendras

½ de taza de harina de avena

1 cucharada de polvo para hornear

1 cucharada de bicarbonato de sodio

500 g de chocolate oscuro sin azúcar, cortado en trocitos

Preparación

1. En un recipiente y con ayuda de una batidora eléctrica, mezcla la crema de cacahuate con los huevos, la esencia de vainilla y el edulcorante.
2. Incorpora las harinas, una taza a la vez, el polvo para hornear y el bicarbonato de sodio.
3. Agrega los trozos de chocolate y lleva la mezcla al congelador por 2 horas.
4. Precalienta el horno a 190 °C/375 °F.
5. Con una cuchara, forma las galletas de forma circular y distribúyelas en una bandeja previamente rociada con aceite en aerosol.
6. Hornea de 15 a 20 minutos aproximadamente.

NOTA:

→ Puedes reemplazar las chispas de chocolate por 1 taza de nueces picadas y tendrás otra versión deliciosa de galletas.

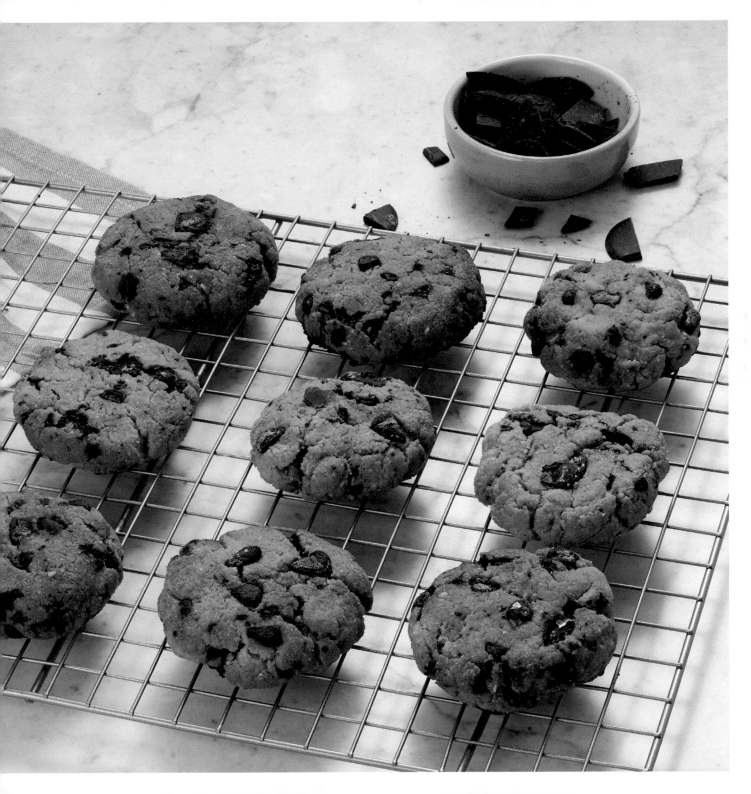

Galletas de choconuez

INGREDIENTES PARA 15 unidades

Dato *fitness*

La *whey protein* contiene una gran cantidad de aminoácidos esenciales y un importante valor biológico. Ayuda a regenerar la masa muscular, acelera el metabolismo y controla el apetito. Si la utilizas para reemplazar la harina en las recetas, te permitirá bajar considerablemente la cantidad de carbohidratos. Es ideal para las colaciones pre y posentrenamiento.

Ingredientes

1 taza de crema de cacahuate natural

½ taza de crema de almendras

1 huevo

6 sobres de edulcorante cero calorías

2 *scoops* de *whey protein* de chocolate (puedes reemplazarla por ½ taza de cacao en polvo)

½ taza de harina de almendras

2 cucharadas de leche de almendras o de agua

Preparación

1. Precalienta el horno a 180 °C/360 °F.
2. En un recipiente, mezcla con la batidora las cremas de cacahuate y de almendras, el huevo y el edulcorante.
3. Agrega la *whey protein*, la harina y la leche de almendras y mezcla bien.
4. Forma bolitas pequeñas con las manos y distribúyelas en una bandeja con tapete de silicona o papel encerado.
5. Hornea de 15 a 20 minutos aproximadamente, retira y deja enfriar.

Galletas para toda la familia

INGREDIENTES PARA 15 unidades

Ingredientes

1 taza de mantequilla sin sal o mantequilla clarificada

1 ½ tazas de azúcar de coco

2 huevos

1 cucharada de esencia de vainilla

1 cucharadita de bicarbonato de sodio

1 cucharadita de polvo para hornear

1 ½ tazas de harina de avena

1 taza de harina de almendras

¼ de cucharadita de sal

2 ½ tazas de chocolate cortado en cuadros medianos (sugiero que sea sin azúcar, o el de tu preferencia)

1 taza de nueces, opcional

Preparación

1. Precalienta el horno a 190 °C/375 °F.
2. En un recipiente, con ayuda de una batidora eléctrica, mezcla la mantequilla y el azúcar de coco.
3. Agrega los huevos y la esencia de vainilla y bate por un minuto más.
4. Aparte, en otro recipiente, combina los ingredientes secos: el bicarbonato, el polvo para hornear, las harinas y la sal.
5. Incorpora estos ingredientes, poco a poco, a la mezcla que contiene la mantequilla y los huevos, con la batidora en velocidad baja.
6. Añade el chocolate y las nueces.
7. Arma las galletas del tamaño deseado (a mí me encantan entre medianas y grandes) y llévalas a una bandeja con papel encerado, dejando suficiente espacio entre ellas, y hornea de 10 a 11 minutos.

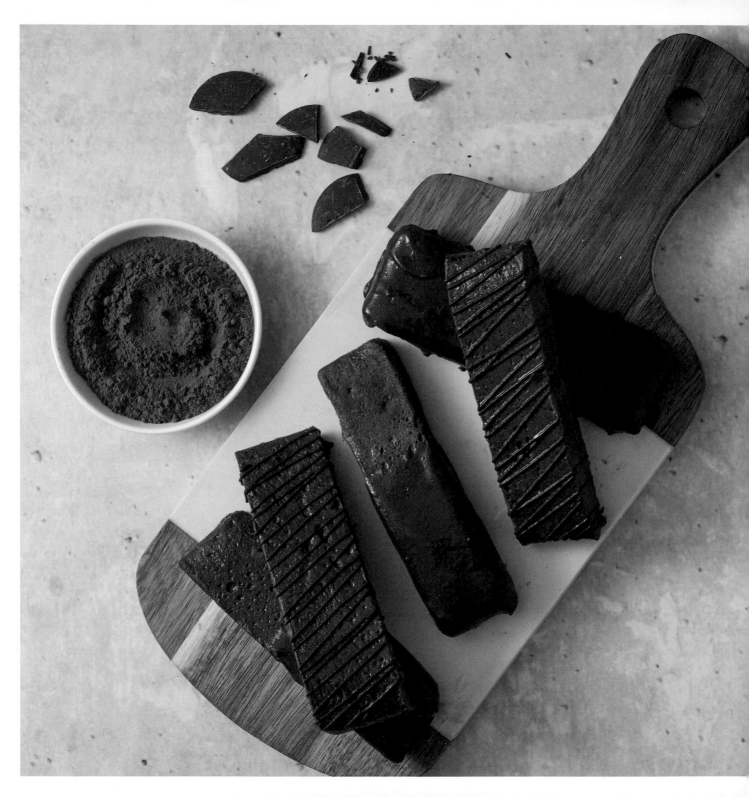

Barras de proteína

INGREDIENTES PARA 8 porciones

Dato *fitness*

Estas barras son deliciosas para calmar el antojo por los dulces y son mucho más saludables que las barras proteicas comerciales.

Ingredientes

½ taza de proteína en polvo

1 ⅓ tazas de crema de cacahuate natural

4 cucharadas de harina de almendras

⅓ de taza de cacao en polvo sin azúcar

1 cucharada de linaza molida

2 sobres de edulcorante cero calorías

½ cucharadita de agua

200 g de chocolate oscuro sin azúcar, derretido

Preparación

1. En el procesador o en la licuadora mezcla todos los ingredientes, excepto el chocolate derretido.
2. Arma barritas rectangulares, sumérgelas en el chocolate derretido y llévalas al congelador hasta que se endurezcan.

Turrón de chocolate

INGREDIENTES PARA 12 porciones

Dato *fitness*

Consumir un poco de chocolate oscuro ayuda a controlar los niveles de ansiedad, mejora el estado de ánimo y reduce la tensión. Trata de usar siempre los que contengan más de 60 % de cacao, pues mientras más alto sea el porcentaje de cacao, menos azúcar y grasa tienen.

Ingredientes

400 g de chocolate oscuro sin azúcar, cortado en trozos

2 cucharadas de crema de almendras natural

1 taza de nueces o avellanas tostadas y picadas

Preparación

1. En un recipiente, derrite el chocolate con la crema de almendras, en el microondas, durante 2 minutos.
2. Retira, revuelve bien y añade las nueces.
3. Vierte la mezcla en un molde y conserva en el congelador hasta que se endurezca.
4. Corta el turrón en cuadrados de 4 × 4 cm aproximadamente y almacena en el refrigerador.

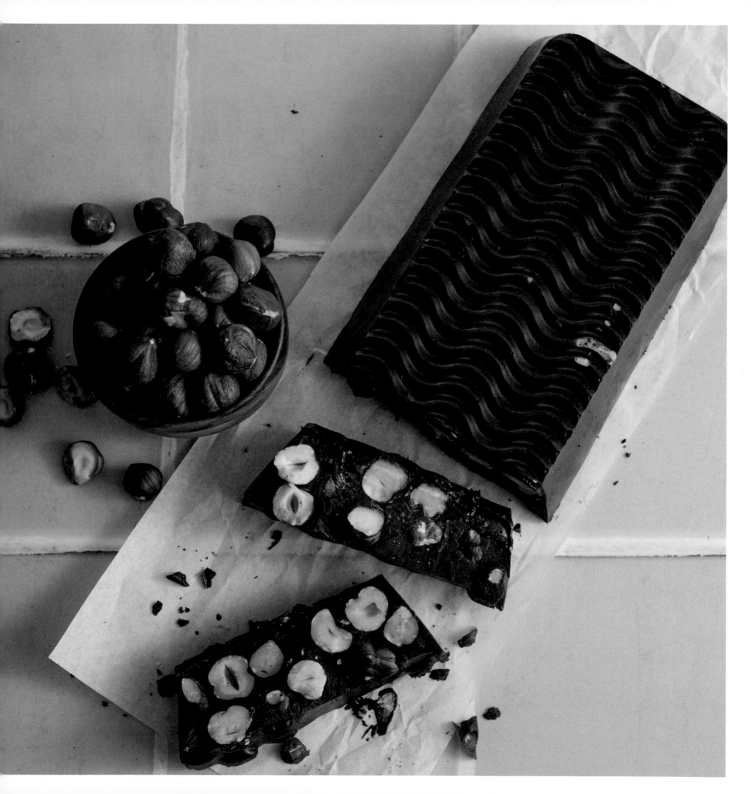

Pay de calabaza

INGREDIENTES PARA 12 porciones

Dato *fitness*

Este pay es delicioso y muy ligero, además de ser apto para personas intolerantes al gluten y a la lactosa.

Ingredientes

PARA **LA BASE**

2 cucharadas de crema de cacahuate natural

2 cucharadas de harina de almendras

⅓ de taza de nueces

PARA **EL RELLENO**

½ calabaza grande, sin cáscara, sin semillas y cortada en cubos

¾ de taza de edulcorante cero calorías

¾ de taza de leche de almendras

2 cucharaditas de canela en polvo

1 cucharadita de nuez moscada molida

1 papilla de manzana sin azúcar

2 huevos

Preparación

LA **BASE**

1. Procesa la crema de cacahuate con la harina de almendras y las nueces hasta lograr una masa compacta. Distribúyela en el fondo y en las paredes de un molde para pay. Reserva.

EL **RELLENO**

1. Precalienta el horno a 230 °C/450 °F.
2. En una bandeja apta para horno, distribuye la calabaza y hornéala durante 1 hora aproximadamente.
3. Licúa la calabaza horneada con el edulcorante, la leche de almendras, la canela, la nuez moscada, la papilla de manzana y los huevos.
4. Vierte la mezcla sobre la base y hornéala durante 15 minutos.
5. Reduce la temperatura a 180 °C/360 °F y continúa horneando por 45 minutos más.
6. Deja enfriar a temperatura ambiente y reserva en el refrigerador.

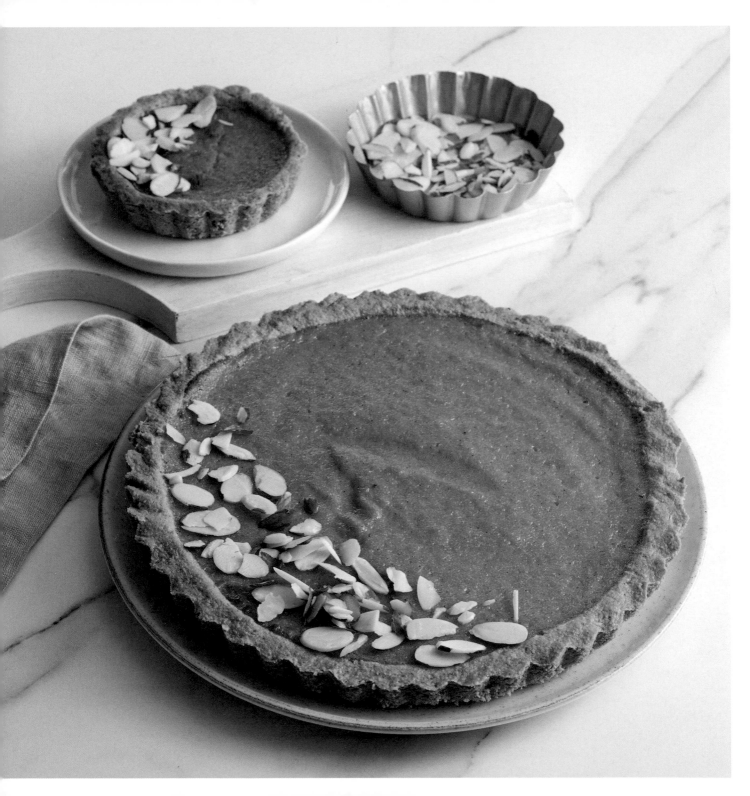

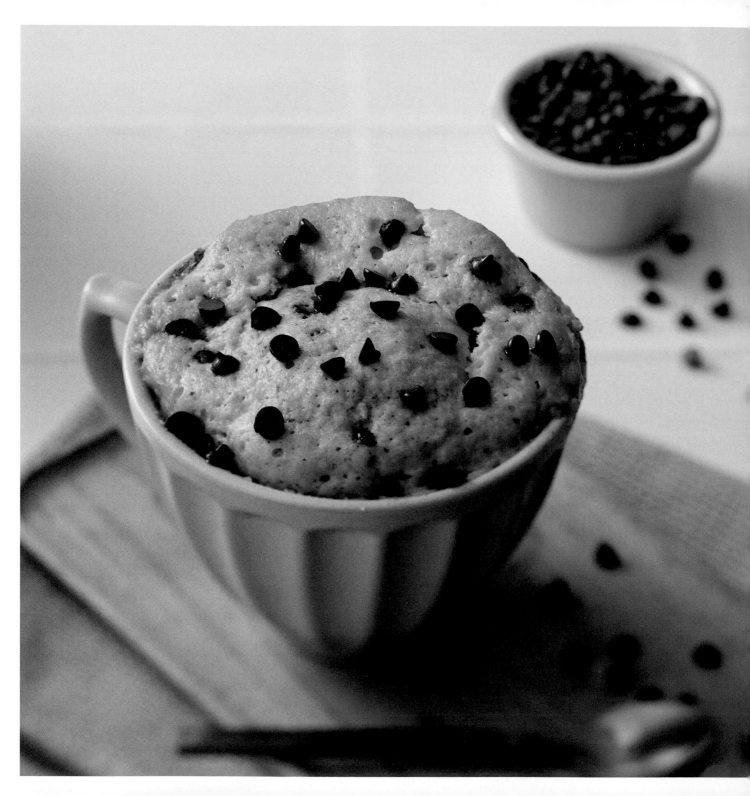

Pastel en taza de colágeno y proteína

INGREDIENTES PARA 1 porción

Ingredientes

½ plátano hecho puré

1 clara de huevo

1 cucharada de crema de cacahuate

2 cucharadas de leche de almendras

15 g de proteína en polvo (sugiero de coco o de crema de cacahuate)

1 *scoop* de colágeno de chocolate o sin sabor

Edulcorante al gusto

½ cucharadita de polvo para hornear

1 cucharada de chispas de chocolate sin azúcar, opcional

Preparación

1. En una taza grande, mezcla con una batidora manual el puré de plátano con la clara de huevo, la crema de cacahuate y la leche de almendras.
2. Agrega la proteína, el colágeno y el edulcorante.
3. Por último, agrega el polvo para hornear y las chispas de chocolate, y revuelve todo muy bien.
4. Lleva la taza al microondas de 60 a 90 segundos aproximadamente, dependiendo de la potencia que tenga. Te recomiendo abrirlo cada 30 segundos y verificar, es preferible que te quede un poquito crudo en el centro, ya que, al retirarlo, continúa cocinándose ligeramente con el calor.
5. Deja reposar durante 3 minutos y voltea la taza para desmoldar el pastel. Puedes ponerle un poco de crema de cacahuate o de jarabe encima para darle un toque delicioso.

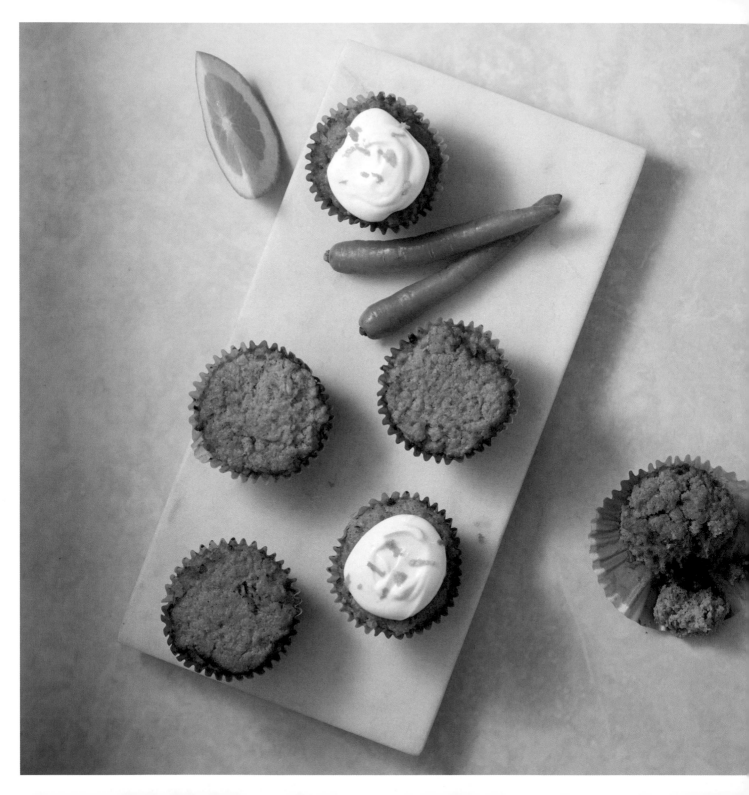

Muffins de zanahoria y naranja

INGREDIENTES PARA 8 unidades

Dato *fitness*

Estos *muffins* son deliciosos, supersaludables y resultan ideales para un buen desayuno o un antojito entre comidas.

Ingredientes

2 huevos

1 cucharadita de esencia de vainilla

⅓ de taza de azúcar de coco

¼ de taza de aceite de coco o de aguacate

½ taza de jugo de naranja natural

¾ de taza de avena en hojuelas

1 taza de harina de avena o de almendras

1 cucharadita de polvo para hornear

1 cucharadita de canela en polvo

½ cucharadita de sal del Himalaya

1 taza de zanahoria pelada y rallada

Preparación

1. Precalienta el horno a 180 °C/360 °F.
2. En un recipiente, bate los huevos con la esencia de vainilla, el azúcar de coco, el aceite de coco y vierte poco a poco el jugo de naranja.
3. En otro recipiente, combina los ingredientes secos: la avena en hojuelas, la harina de avena o de almendras, el polvo para hornear, la canela y la sal.
4. Incorpora la mezcla líquida a la de los ingredientes secos y añade la zanahoria rallada.
5. En un molde para *muffins* engrasado con aceite en aerosol, o en moldes de silicona, vierte la mezcla preparada y hornea durante 15-20 minutos o hasta que se doren. Un buen truco para saber si ya están listos es cuando introduces un cuchillo en el centro y este sale limpio.

Brownies
de chocolate con coco

INGREDIENTES PARA 9 porciones

Dato *fitness*

Este increíble postre saludable es muy fácil de preparar y es perfecto para compartir en familia.

Ingredientes

⅔ de taza de harina de almendras

1 *scoop* de proteína en polvo de coco

1 cucharadita de polvo para hornear

2 ½ tazas de chispas de chocolate sin azúcar

⅓ de taza de aceite de coco

⅓ de taza de crema de cacahuate

⅓ de taza de edulcorante cero calorías o azúcar de coco

2 huevos

1 cucharadita de esencia de vainilla

½ taza de coco rallado

½ taza de nueces picadas

Preparación

1. Precalienta el horno a 180 °C/360 °F.
2. En un recipiente, mezcla la harina de almendras, la proteína en polvo y el polvo para hornear.
3. Aparte, en un recipiente de vidrio o de cerámica, agrega 2 tazas de chispas de chocolate, el aceite de coco y la crema de cacahuate, y llévalos al microondas durante 30 segundos, revuélvelo y caliéntalo por 30 segundos más. Si al sacar la mezcla no está aún completamente derretida, puedes ir calentándola por intervalos de 10 segundos e ir revisando hasta que esté líquida.
4. Incorpora a este recipiente el edulcorante y, cuando baje un poco la temperatura del contenido, añade los huevos, la esencia de vainilla y la mezcla de harina.
5. Agrega las chispas de chocolate restantes, el coco rallado y las nueces e incorpora todo bien.
6. En una bandeja para *brownies* o en el molde de tu preferencia, previamente engrasado con aceite en aerosol, vierte la mezcla y hornea por 25 minutos.
7. Retira del horno y deja enfriar ligeramente antes de desmoldarlos o de cortarlos. Y ¡listo! Tendrás unos *brownies* de chocolate y coco muy ricos y saludables.

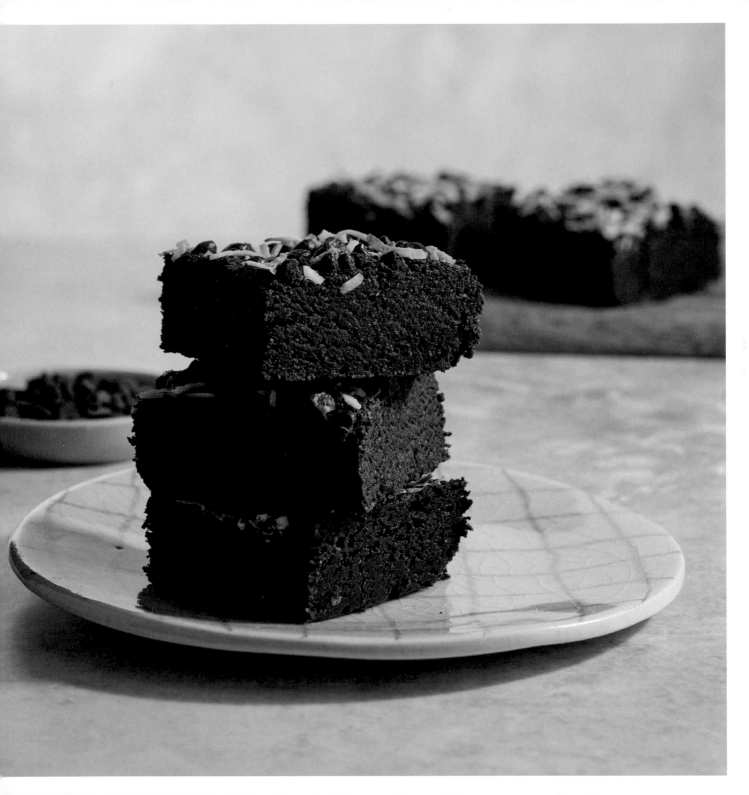

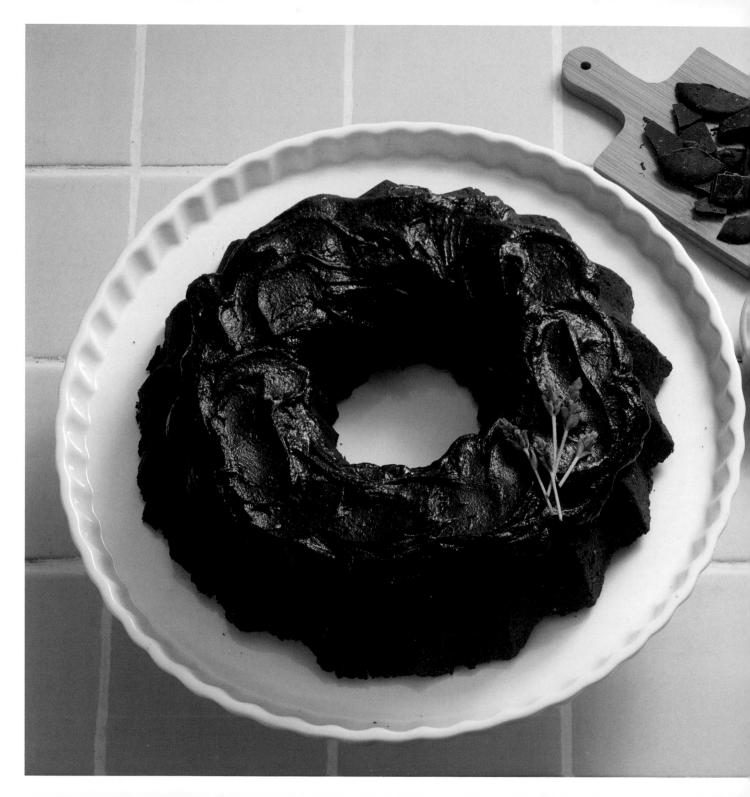

Pastel de *brownie*

INGREDIENTES PARA 8 porciones

Dato *fitness*

Este pastel, además de ser rico, es muy saludable. El aceite de coco contiene ácido láurico, un tipo de grasa saturada que se encuentra en la semilla del coco y que brinda muchos beneficios: ayuda a bajar los niveles de colesterol, incide en la pérdida de grasa y mejora el funcionamiento de la tiroides.

Ingredientes

3 huevos + 1 clara

⅓ de taza de aceite de coco o de canola

1 cucharada de crema de almendras

1 ½ tazas de edulcorante cero calorías

½ cucharadita de esencia de vainilla

200 g de chocolate oscuro sin azúcar, derretido

1 taza de harina de coco (puedes reemplazarla por harina de almendras o de avena)

1 cucharadita de polvo para hornear

¾ de taza de cacao en polvo sin azúcar

⅓ de taza de agua

Preparación

1. Precalienta el horno a 180 °C/360 °F.
2. En un recipiente, mezcla los huevos con la clara, el aceite de coco, la crema de almendras, el edulcorante, la esencia de vainilla y el chocolate derretido.
3. Agrega los ingredientes secos y ve añadiendo agua mientras revuelves.
4. Cambia la mezcla a un molde previamente engrasado y hornea durante 25 minutos.

Pastel de chococafé

INGREDIENTES PARA 8-10 porciones

Dato *fitness*

El cacao es un superalimento, rico en antioxidantes y rejuvenecedor. Ayuda a prevenir enfermedades como el cáncer, disminuye la presión arterial, reduce los niveles de glucosa en la sangre, controla el apetito, mejora el ánimo y alivia la ansiedad porque eleva los niveles de serotonina.

Ingredientes

1 taza de edulcorante cero calorías

2 tazas de harina de avena

¾ de taza de cacao en polvo

2 huevos

100 g de chocolate derretido sin azúcar

1 taza de café negro preparado

½ taza de aceite de coco o de canola

Preparación

1. Precalienta el horno a 180 °C/360 °F.
2. En un recipiente, mezcla los ingredientes secos: el edulcorante, la harina de avena y el cacao en polvo.
3. Agrega uno por uno los ingredientes líquidos e integra todo muy bien.
4. Traslada la mezcla a un molde para hornear, previamente engrasado con aceite en aerosol y hornea durante 40 minutos aproximadamente.

Pastel de chocolate sin harina

INGREDIENTES PARA 6-8 porciones

Dato *fitness*

Este pastel es un excelente recurso para darte un gustito en las noches y es apta para personas intolerantes al gluten.

Ingredientes

½ taza de crema de cacahuate derretida

200 g de chocolate sin azúcar derretido

¾ de taza de edulcorante cero calorías

½ taza de cacao en polvo sin azúcar

1 cucharadita de polvo para hornear

3 huevos

½ cucharadita de esencia de vainilla

Preparación

1. Precalienta el horno a 180 °C/360 °F.
2. En un recipiente, mezcla la crema de cacahuate, con el chocolate y el edulcorante.
3. Agrega el cacao y el polvo para hornear, y revuelve.
4. Finaliza con los huevos y la esencia de vainilla e integra todo muy bien.
5. Vierte la mezcla en un refractario previamente engrasado con aceite en aerosol y llévalo al horno durante 25 minutos.
6. Retira y deja enfriar antes de desmoldar.

Pastel
de cumpleaños *light*

INGREDIENTES PARA 6 porciones

Dato *fitness*

Este pastel es libre de gluten, sacarosa y nueces, por lo que resulta perfecto para el primer cumpleaños de un bebé (lo pueden consumir desde los 6 meses).

Ingredientes

3 yemas de huevo (la clara podría generar alergias)

3 plátanos hechos puré

1 manzana roja rallada

½ cucharadita de esencia de vainilla

⅓ de taza de aceite de coco o de aguacate

1 taza de agua caliente

1 taza de fructosa o de edulcorante

1 taza de harina de arroz integral

1 taza de harina de quinoa

1 cucharadita de polvo para hornear

1 cucharadita de bicarbonato de sodio

Preparación

1. Precalienta el horno a 180 °C/360 °F.
2. En un recipiente, mezcla las yemas de huevo con el puré de plátano, la manzana, la esencia de vainilla, el aceite de coco y el agua.
3. Agrega poco a poco los ingredientes secos: la fructosa, las harinas, el polvo para hornear y el bicarbonato de sodio, hasta que todo se integre por completo.
4. Vierte la mezcla en un molde para hornear previamente engrasado con aceite en aerosol y hornea durante 40 minutos.

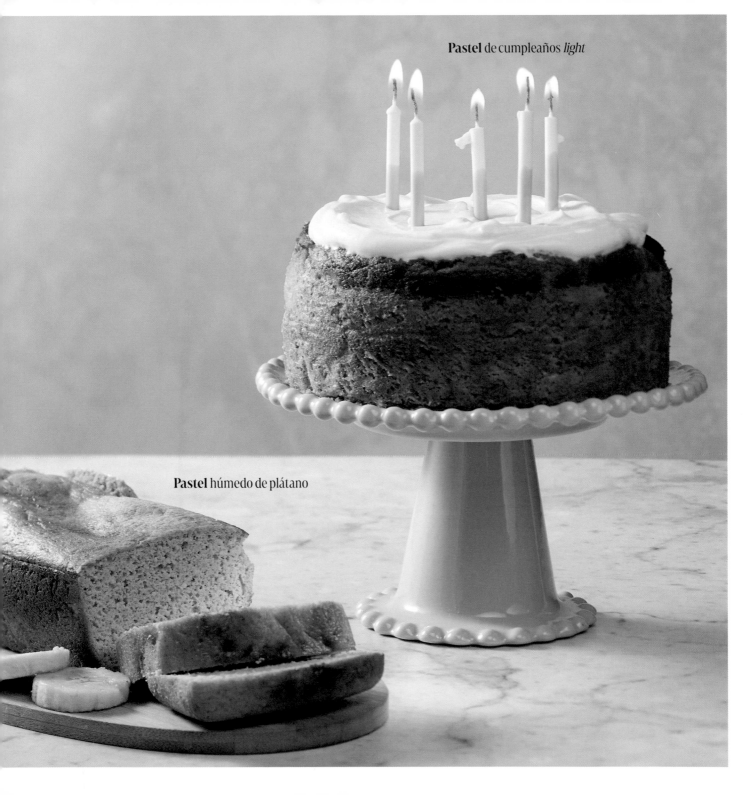

Pastel de cumpleaños *light*

Pastel húmedo de plátano

Pastel de manzana y nueces

INGREDIENTES PARA 6 porciones

Dato *fitness*

La manzana es una fruta rica en pectina, una fibra poderosa que mantiene el apetito a raya y controla los niveles de glucosa en la sangre. También contiene quercetina, un potente antioxidante con propiedades anticancerígenas y rejuvenecedoras. Este pastel sirve de colación en la mañana, para consumir en el desayuno o como postre.

Ingredientes

1 taza de harina de almendras

1 taza de harina de coco o de avena

2 cucharaditas de polvo para hornear

1 cucharadita de canela en polvo

1 taza de edulcorante cero calorías

2 huevos

¼ de taza de aceite de coco o de canola

½ taza de papilla de manzana sin azúcar

2 manzanas rojas cortadas en cubos pequeños

1 taza de nueces picadas

Preparación

1. Precalienta el horno a 190 °C/375 °F.
2. En un recipiente, combina todos los ingredientes secos.
3. En otro, con ayuda de una batidora, mezcla los huevos, el aceite de coco y la papilla de manzana.
4. Incorpora los ingredientes secos y revuelve bien.
5. Agrega las manzanas y las nueces e integra todo.
6. Vierte la mezcla en un molde previamente engrasado con aceite en aerosol y, si deseas, espolvorea un poco de canela encima. Hornea durante 40 minutos.

Pastel húmedo de plátano

INGREDIENTES PARA 12 porciones

Ingredientes

½ taza de avena en hojuelas

1 taza de leche de almendras o agua

3 huevos + 1 clara

3 *scoops* de proteína en polvo de vainilla

4 6 sobres de edulcorante cero calorías

2 plátanos

2 cucharaditas de canela en polvo

1 taza de harina de almendras

1 cucharadita de polvo para hornear

Preparación

1. Precalienta el horno a 180 °C/360 °F.
2. En una olla, a fuego medio, cocina la avena con la leche de almendras y revuelve constantemente hasta que espese. Retira y deja enfriar.
3. Licúa la avena cocida con los huevos y la clara, la proteína en polvo, el edulcorante, los plátanos y la canela.
4. Lleva la mezcla a un recipiente e intégrala con la harina de almendras y el polvo para hornear.
5. Vierte el contenido en un molde de silicona y hornea de 30 a 40 minutos.

CAPÍTULO 10

Bebidas

¿Se te antoja un buen café o una deliciosa infusión para una noche fría? ¿Y qué tal una margarita *light* o un mojito para disfrutar con amigos en medio de una celebración? En este capítulo de cierre, que creé para esta edición conmemorativa, incluí una serie de recetas con bebidas deliciosas y prácticas para preparar un día cualquiera o para ese gran evento que quieres planear. Si vas a hacer variaciones, es importante que incluyas ingredientes y licores que sean de buena calidad y que no contengan azúcar añadida. También recuerda que la moderación es la clave: ten esto presente siempre que tomes bebidas alcohólicas, por muy *fit* y deliciosa que sea la receta.

No tengo duda de que todas estas bebidas te van a encantar y te ayudarán a darle un toque divertido a tus días.

Sangría blanca *light*

INGREDIENTES PARA 8 porciones

Ingredientes

1 botella de 750 ml de vino blanco frío

1 ½ tazas de jugo de durazno sin azúcar

1 taza de vodka, opcional

Edulcorante líquido al gusto

1 taza de fresas picadas

1 taza de manzana verde picada

1 limón cortado en rodajas finas

Preparación

1. En una jarra, mezcla el vino con el jugo de durazno, el vodka y el edulcorante.
2. Agrega la mitad de las frutas picadas y reserva en refrigeración.
3. Al momento de servir, agrega hielo en las copas, distribuye las frutas restantes y ¡salud!

> **NOTA:**
>
> → Si quieres que la sangría quede más ligera, puedes agregar una lata de refresco sin azúcar.

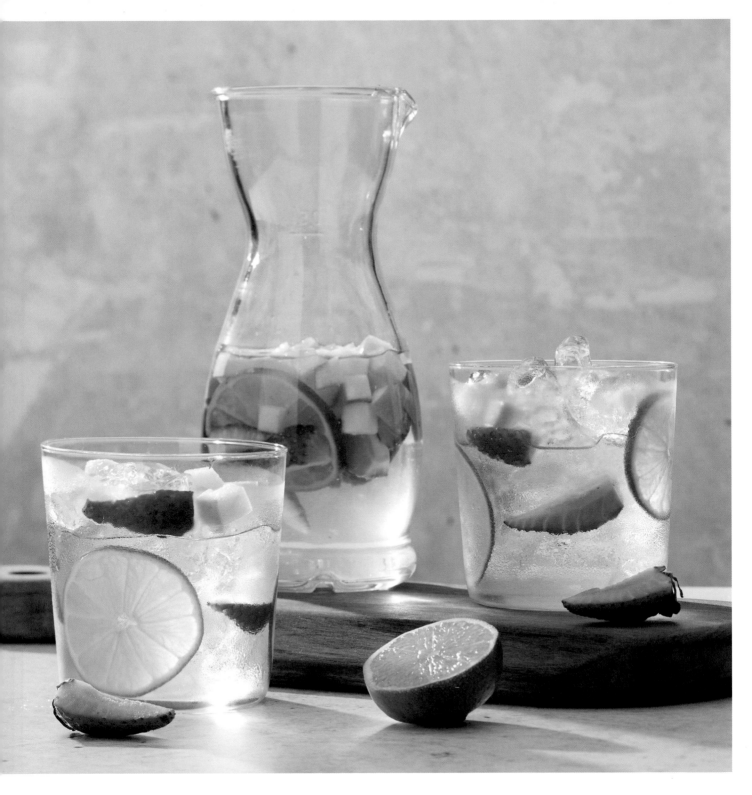

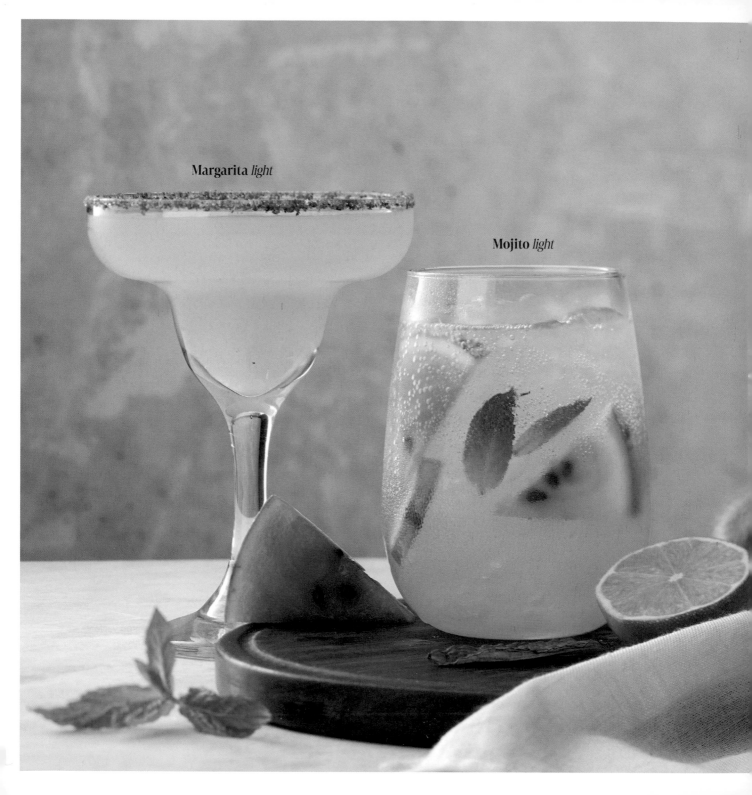

Margarita *light*

Mojito *light*

Margarita *light*

INGREDIENTES PARA 1 porción

Ingredientes

1 limón, el jugo recién exprimido

Tajín al gusto

Hielo al gusto

30 ml de tequila blanco

15 ml de mezcal

30 ml de jugo de naranja natural (puedes reemplazarlo por jugo de mango o de maracuyá)

Edulcorante líquido al gusto

Preparación

1. Alista la copa o el vaso en el que vas a servir: unta el borde con un poco de limón y luego pásalo por el tajín para escarcharlo.
2. En una coctelera con suficiente hielo, mezcla todos los ingredientes y bate enérgicamente (el truco para saber si ya está en el punto es que no puedes sostener la coctelera por el frío).
3. Agrega hielo a la copa o al vaso escarchado y vierte el contenido de la coctelera.

> **NOTA:**
>
> → Si te gusta el picante, añade unas rodajas de jalapeño fresco a la coctelera antes de mezclar todos los ingredientes.
>
> → Recuerda siempre consumir alcohol con moderación, no tomar con el estómago vacío e intercalar un vaso de agua entre cada bebida.

Mojito *light*

INGREDIENTES PARA 1 porción

Ingredientes

30 ml de jugo de limón fresco

5 hojas de hierbabuena

Edulcorante líquido al gusto

Hielo al gusto

4 trozos pequeños de sandía

60 ml de ron blanco o de vodka

½ taza de refresco

Preparación

1. En el vaso en el que vas a servir, mezcla el jugo de limón, las hojas de hierbabuena y el edulcorante. Machaca las hojas con una cuchara o un mortero para que desprendan todo su aroma y sabor.
2. Agrega el hielo, la sandía, el ron y el refresco, y mezcla. ¡A disfrutar!

> **NOTA:**
>
> → Elige bebidas alcohólicas que no contengan azúcar añadida.
>
> → No mezcles distintos tipos de alcohol.
>
> → No consumas bebidas alcohólicas con el estómago vacío y recuerda que la proteína será siempre tu mejor aliada.

Caramel frappuccino

INGREDIENTES PARA 1 porción

Dato *fitness*

Puedes tomar este *caramel frappuccino* como colación, antes o después de entrenar. Funciona muy bien para romper el ayuno y es supereficiente porque llega directo a los músculos a detener el catabolismo muscular que genera el ayuno prolongado. Además, es mi forma preferida para consumir la **proteína** de caramelo, ¡te lo recomiendo!

Ingredientes

½ taza de café frío

½ taza de leche de almendras

1 *scoop* de proteína de caramelo

1 cucharadita de café instantáneo
(opcional, si te gusta extrafuerte)

Monk Fruit al gusto (opcional, si eres dulcero como yo)

Hielo al gusto

Preparación

1. Mezcla todos los ingredientes en la licuadora y procesa hasta obtener una bebida *frappeada*.

> **NOTA:**
>
> → Te recomiendo que no le pongas mucho hielo, identifica ese punto exacto donde la bebida queda estilo *frappé*, pero sin exceso para que no se diluya el sabor.
>
> → Si le quieres dar un toque diferente, agrega una cucharadita de cacao en polvo o colágeno de chocolate... ¡La combinación de café y chocolate es de mis preferidas!

Frappuccino proteico de chocolate

INGREDIENTES PARA 1 porción

Ingredientes

1 taza de leche de almendras

1 *scoop* de proteína en polvo de chocolate

1 *scoop* de colágeno de *caramel macchiato*

1 taza de hielo o al gusto

Preparación

1. Mezcla todos los ingredientes en la licuadora hasta lograr una textura cremosa.
2. Sírvelo en un vaso grande y, si deseas, finaliza con un poco de crema batida y un toque de jarabe de caramelo o chocolate sin azúcar.

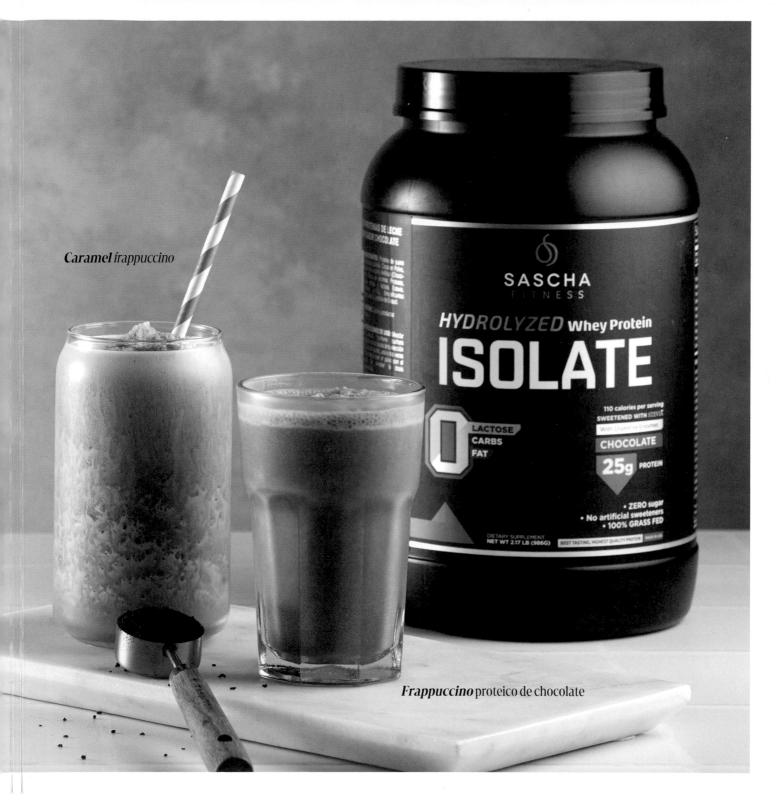

Caramel frappuccino

Frappuccino proteico de chocolate

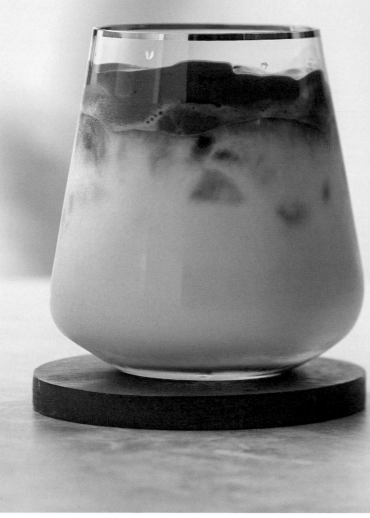

Café dalgona con colágeno

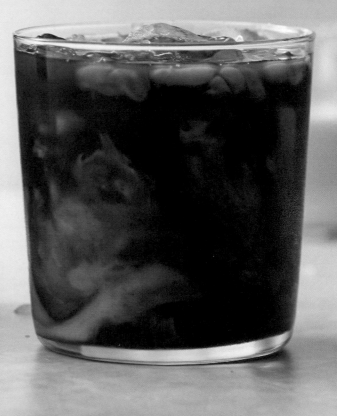

Café frío de colágeno y chocolate

Café dalgona con colágeno

INGREDIENTES PARA 1 porción

Ingredientes

2 cucharadas de café instantáneo

2 cucharadas de *Monk Fruit*

1 cucharada de agua caliente

1 *scoop* de colágeno de chocolate

¾ de taza de leche de almendras

1 taza de hielo

Preparación

1. En un recipiente, con ayuda de la batidora eléctrica a velocidad alta, mezcla el café instantáneo con el *Monk Fruit* y el agua caliente hasta lograr una textura cremosa y que el color del café baje un poco su intensidad.
2. En el vaso en el que vas a servir, con ayuda de una batidora manual disuelve completamente el colágeno en la leche de almendras, agrega el hielo y vierte la mezcla de la licuadora. ¡Listo para refrescarte!

Café frío de colágeno y chocolate

INGREDIENTES PARA 1 porción

Ingredientes

1 *scoop* de colágeno de chocolate

½ taza de café recién preparado

Hielo al gusto

½ taza de leche de almendras

Edulcorante líquido al gusto, opcional

Preparación

1. En un recipiente, con una batidora de mano, mezcla el colágeno con el café.
2. Llena con hielo el vaso en el que vas a servir y vierte el café.
3. Finaliza con la leche de almendras, revuelve y, si deseas, agrega el edulcorante.
4. Sirve y ¡disfruta!

Ponche crema *light*

INGREDIENTES PARA 4 porciones

Dato *fitness*

Me encanta tomar este ponche en un vaso pequeño con hielo y con un poquito de canela espolvoreada por encima.

Ingredientes

3 tazas de leche de almendras

2 tazas de edulcorante cero calorías

1 cucharadita de canela en polvo

½ cucharadita de nuez moscada molida

1 cucharada de esencia de vainilla

2 huevos + 1 yema

1 cucharadita de maicena

235 ml de ron o al gusto

2 *scoops* de proteína en polvo de caramelo o de vainilla

Preparación

1. En una olla, a fuego medio, cocina 2 ½ tazas de leche de almendras, 1 taza de edulcorante, la canela, la nuez moscada y la esencia de vainilla, hasta que hierva.
2. En un recipiente grande, bate los huevos y la yema, y mézclalos con el edulcorante restante y la maicena, hasta que la textura quede cremosa y homogénea.
3. Vierte poco a poco la mezcla de leche caliente al recipiente de los huevos, para templarla, ½ taza a la vez y batiendo constantemente (esto es fundamental para que no se cocinen los huevos).
4. Regresa la mezcla de nuevo en la olla, a fuego medio, y revuelve todo el tiempo hasta que el ponche empiece a espesar, aproximadamente 5-6 minutos.
5. Retira del fuego y agrega la leche restante para detener la cocción.
6. Vierte el ron e integra todo muy bien.
7. Lleva esta mezcla a la licuadora junto con la proteína y deja que baje la temperatura mientras se está licuando.
8. Cambia el contenido a una botella de vidrio previamente esterilizada, tápala y resérvala en el refrigerador hasta que se enfríe.

> **NOTA:**
>
> → Puedes sustituir la leche de almendras por cualquier leche vegetal o, incluso, por leche descremada, y el edulcorante cero calorías por *Monk Fruit*.
>
> → Si quieres que el ponche te quede aún más dulce, agrega edulcorante al momento de terminar el proceso en la licuadora.
>
> → Si no tienes proteína en polvo, agrega 1 cucharadita extra de maicena, más edulcorante y 1 cajita de budín sin azúcar con sabor a vainilla.

Infusión de flor de Jamaica

INGREDIENTES PARA 8-10 porciones

Dato *fitness*

La infusión de flor de Jamaica es deliciosa, refrescante y saludable. Ayuda a desinflamar y a regular la presión arterial porque tiene un gran poder diurético. Es rica en antioxidantes (sobre todo, vitamina C) y una buena fuente de hierro y calcio. Funciona muy bien para combatir el síndrome metabólico, para reducir el colesterol y los triglicéridos, y para disminuir la ansiedad por los carbohidratos.

Ingredientes

2 l de agua

2 varitas de canela

½ taza de flores de Jamaica secas

½ cucharadita de esencia de vainilla

2 limones (el jugo)

Estevia al gusto

Preparación

1. En una olla, a fuego alto, cocina el agua con la canela hasta que empiece a hervir.
2. Retira la olla del fuego e inmediatamente agrega las flores de Jamaica y la esencia de vainilla.
3. Deja enfriar a temperatura ambiente y, una vez que esté lista, agrega el limón y la estevia.
4. Consérvala en refrigeración.

> **NOTA:**
>
> → Esta infusión no debe ser consumida por personas con insuficiencia renal o por mujeres embarazadas. Tampoco es recomendable consumirla en exceso: máximo 3 vasos diarios.